救急隊員のための
救急搬送戦略 ①

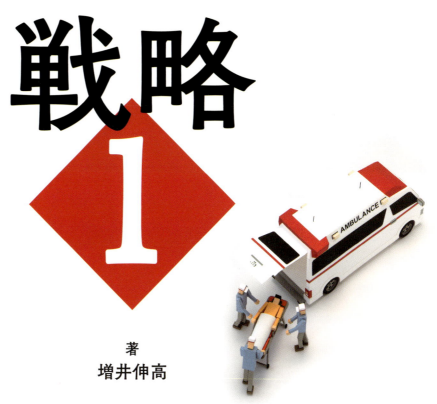

著
増井伸高

心肺停止編／意識編／小児編／疼痛編

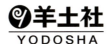

謹告

本書に記載されている診断法・治療法に関しては，発行時点における最新の情報に基づき，正確を期するよう，著者ならびに出版社はそれぞれ最善の努力を払っております．しかし，医学，医療の進歩により，記載された内容が正確かつ完全ではなくなる場合もございます．

したがって，実際の診断法・治療法で，熟知していない，あるいは汎用されていない新薬をはじめとする医薬品の使用，検査の実施および判読にあたっては，まず医薬品添付文書や機器および試薬の説明書で確認され，また診療技術に関しては十分考慮されたうえで，常に細心の注意を払われるようお願いいたします．

本書記載の診断法・治療法・医薬品・検査法・疾患への適応などが，その後の医学研究ならびに医療の進歩により本書発行後に変更された場合，その診断法・治療法・医薬品・検査法・疾患への適応などによる不測の事故に対して，著者ならびに出版社はその責を負いかねますのでご了承ください．

はじめに

すべての救急搬送で救急救命士が『できないといけない』ことは2つしかありません．

1. 必要な情報を集めること

2. 適切な病院へ搬送すること

さらにすべての救急搬送で救急救命士が現場で『できなくてもいい』ことは1つだけ．

診断をつけること

そこで救急救命士の仕事は一言で言うと

診断がつかなくても集めた情報から適切な病院へ搬送する

ということになります．

このように言うことは簡単ですが，現場の皆さんはこれがいかに難しいか身をもって知っているでしょう．「それができたら苦労しないよ！」という声が聞こえてきます．そこで本書では，この難題を解決するために必要な現場の情報が何かをハッキリさせます．

救命士目線でどのような情報を集めれば，搬送病院を決定できるかを詳しく解説．必要な情報は病態ごとに異なりますので，さまざまな病態をテーマごとに丁寧にヒモ解いてゆきます．

読者は事例を通じて，患者接触から病院選定までを疑似体験できます．憧れのベテラン救命士の思考過程を言語化することで，読後には類似症例で自然と体が動くようになるはずです．

事例の最後に病着後に医師がどのように診断しているかを解説します．どのような現場情報があると診断に役立つか知っていれば，現場活動にやり甲斐が増えモチベーションが上がります．

　本書ではこのような，いままで誰も教えてくれなかった搬送現場のギモンを余すところなく解説します．

　読後は…

**適切な情報を集め，
　適切な病院へ搬送できる救急救命士**

になれることを確約いたします！！

2019年1月

札幌東徳洲会病院救急科
増井伸高

救急隊員のための 救急搬送戦略 ①

心肺停止編／意識編／小児編／疼痛編

◆ はじめに 3

心肺停止編

第1章　イケイケ・ドンドンの心肺停止は困らない！？ 10
第2章　どれくらい通院していれば「かかりつけ」になるのか 15

意識編

第3章　意識を失った原因は脳？ それとも心臓？ 24
第4章　失神の診断のカギは救急隊が握っている 32
第5章　不思議な意識障害で考える病態 42
第6章　JCS 3桁で脳外科に搬送してよいとき，ダメなとき 52
第7章　血糖値 40 mg/dL は条件次第で搬送病院を使い分ける 60
第8章　高齢者の意識障害を脳外科へ搬送すると半分は失敗する 72
第9章　めまいは耳鼻科か脳外科か？ 80
第10章　外科医だけに診せてはいけない外傷搬送 88

小児編

第11章　小児のけいれんで，大人と違うところは？同じところは？ 96

第12章　軽症の小児頭部外傷は小児科？脳外科？救急科？ 104

疼痛編

第13章　心筋梗塞を想定した胸痛患者の搬送戦略 110

第14章　頭痛患者ではまず〇〇を徹底的にマークすべし 120

◆ 付録　"救急搬送・戦略図"一覧 127

◆ おわりに 132

◆ 次巻予告 133

◆ 索引 134

tea time

- 救命士に使ってほしくない言葉 25
- 引継ぎ用紙に何を書く？ 30
- 申し送りでネチネチ聞いてきたらいい医師 31
- 救命士の不整脈テストはBLSレベルで合格点 34
- 消化管出血の失神と心原性失神との鑑別は容易 36
- 『けいれん』と『てんかん』の医学用語の使い分け 45
- 救命士の翻訳作業 51
- 救命士は診断できなくても，鑑別は考えるべし 59
- 救急車の何％が無床診療所へ搬送しているか？ 67
- 動画サイトで勉強する 80
- 頭痛で眼科に搬送する"稀な"事例を見逃さない！ 120

Color Atlas

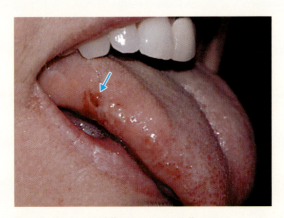

第5章-図3　舌咬傷はけいれん発作のサイン（p.44参照）

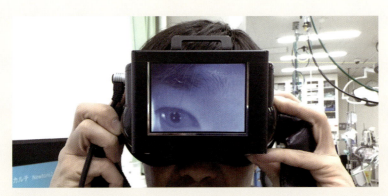

第9章-図5　当院の赤外線フレンツェル眼鏡（p.85参照）
かけている本人は真っ暗で見えないが，赤外線のため診察者には目がよく見える．暗所で眼振が誘発されるだけでなく，患者本人も暗いところであれば開眼可能で診察しやすいというメリットがある．

心肺停止編

第1章　イケイケ・ドンドンの心肺停止は
　　　　困らない！？ ……………………………………………… 10

第2章　どれくらい通院していれば
　　　　「かかりつけ」になるのか ……………………………… 15

心肺停止編

第1章 イケイケ・ドンドンの心肺停止は困らない⁉

以下のような搬送依頼が入りました．
担当する救急救命士になりきって搬送事例の対応を考えていきましょう．

> **事例**
> 40歳代　男性　心肺停止
> 駅の構内で突然倒れた．駅員が救急要請し心肺停止状態だった．

搬送先として適切な医療機関はどこでしょう？　その選定に必要な情報は何でしょう？

◆ イケイケ・ドンドンは困らない

　実はこのようなイケイケ・ドンドンの心肺停止事例はあまり困りません．**心肺蘇生は大変でもアルゴリズムが決まっている**からです．搬送先も**直近の救急病院**となります．多くの地域では心肺停止の対応病院が決まっており迷うことはありません．
　心肺停止事例は体力勝負，『搬送先を考える』・『そのために必要な情報を集める』といった知的作業は必要ありません．体に汗をかいても，脳に汗かく作業は少ないのです．病院到着まで，悩むことなく進むことが多いです．

> ☑ 心肺停止事例では，直近の救急病院へと搬送する
> ☑ 体に汗をかいても，脳に汗かくことはあまりないため，困る事例は少ない

　本事例の続きを見ていきます．発見されたのが駅の構内で，目撃情報は得られませんでした．救急要請時は第一発見者は既におらず，救急要請した駅員さんが司令本部の指示によりBLSをしていました．患者本人のコートに財布があり，運転免許証を確認し氏名・生年月日が同定されました．搬送先を決定して連絡していくことにしました．

◆ 搬送事例は3つの局面に分けて行動するべし

　本書では搬送依頼の前・中・後で事例を3つの局面に分けて解説していきます．
　第1局面は搬送依頼"前"の情報収集場面です．ここで集める情報は**搬送病院の決定に必要な情報を優先して入手**します．現場滞在時間は短い方がよいため，第1局面で情報収集に充てられる時間は限られています．そこで情報は無作為に集めるのではなく，搬送病院の決定に直結する情報を先に聞き出すのです．
　イメージとしては網を張り獲物がかかるのをゆっくりと待つ『網掛け漁』でなく，手早くピンポイントで獲物を捕まえる『一本釣り』です（図1）．

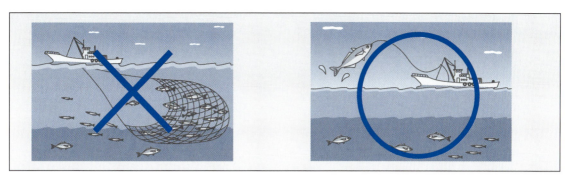

図1　第1局面の情報収集は網掛け漁でなく『一本釣り』

◆**第2局面と第3局面**

　　搬送病院の選定に必要な情報が集まれば，いよいよ搬送依頼となります．これを本書では**第2局面：搬送依頼"中"**と呼びます．病院選定から電話でどのように依頼するかは，救命士の腕の見せ所です．この電話のコメント次第で受け入れが決まるといっても過言ではありません．しかし電話依頼を苦手としている救命士が少なくありません．そこで**本書では具体的な依頼コメントも記載・解説していきます．**一部はクイズのように事例ごとに電話の台詞を考えるように促します．自分であればどのように伝えるか考えながら読み進めてください．

　　そして搬送先が決まれば病院までの移動となります．移動中の局面を**第3局面：搬送依頼"後"**と名付けます．ここでは第1局面で集められなかった追加情報を確認します．さらに搬送事例ごとに必要な処置や観察項目についても詳しく解説していきます（図2）．

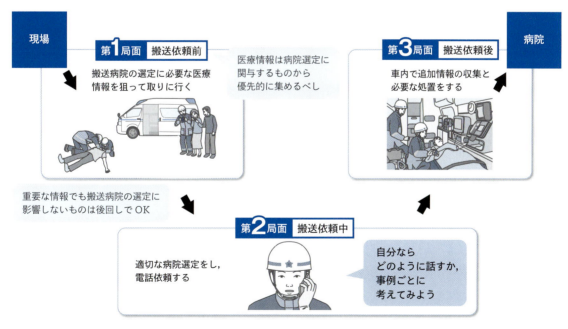

図2　第1局面～第3局面までの救命士の対応

第1局面　搬送依頼前　〜どのような情報が必要か？〜

今回の事例で第1局面に必要な情報を確認していきましょう．病院選定に必要な情報ですが，心肺停止事例なので搬送病院は**直近で心肺停止の対応が可能な救急病院**となります．

仮に病院の診察券が見つかっても，心肺停止の原因が既往歴と関連しているかわからないものです．そのため受診歴がある病院より，早くたどりつける病院を選ぶので診察券・既往歴は今回の第1局面で必須の情報ではありません．

さらに名前・生年月日も確認できればよいですが，それ自体が搬送に影響するわけではありません．搬送先への連絡を優先にして，既往歴，名前・生年月日の確認は搬送病院決定後や，病院到着後もやむを得ない場合もあります．

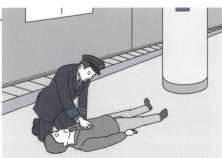

> 心肺停止の場合，第1局面で"絶対"に集めないといけない情報はない
> 既往歴，名前・生年月日ですら，すぐに確認できなければ事後確認もやむを得ない

第2局面　搬送依頼中　〜搬送病院の決定と，電話依頼〜

心肺停止の事例であり，搬送先は直近の救急病院が候補として挙がります．直近がどこの病院かは救急隊の地域ごとの特性やローカルルールを加味してOKです．本書の仮想事例でも，実際に自分の隊であればどこの病院に搬送するかイメージしながら選定するとよいでしょう．

では選択した病院へどのように電話で搬送依頼をしますか？ 具体的な"キメゼリフ"を考えてみてください…．今回であれば…

今回のキメゼリフ
「●●消防です．40代男性，心肺停止の患者さんです．直近貴院に搬送いかがでしょう？」

ここでの依頼電話ポイントはたった1つ．

『病態と搬送理由を10秒・一息で伝える！』です．

次章からも電話依頼の"キメゼリフ"を事例ごとに記します．しかしすべての事例において，**意図が最低限伝われば，言葉数は少なければ少ないほどよい**と肝に銘じてください．出だしの10秒で自身ならどのように搬送依頼するか，セリフを厳選するのです．次章からの"キメゼリフ"は，見る前に自分なら何と言うか考えたうえで読み進めると電話依頼のトレーニングになりますので是非実践してください．

第3局面 搬送依頼後 ～病院到着まで何ができるか？～

　心肺停止の場合は，蘇生行為が第一です．第1局面で確認できていなければ合間を見て情報取得を試みます．運転免許証から氏名・生年月日，診察券から受診病院などの情報をチェックし，さらに病院到着までに家族との連絡がとれるとよいでしょう．

　最後に第1局面から第3局面まで搬送の流れを図示します（図3）．この図を本書では『救急搬送・戦略図』と呼びます．
　この『救急搬送・戦略図』は各事例の解説と戦略がまとまった非常に重要な1枚の図となり，以降のすべての事例で提示します．これを暗記する，あとで確認できるようにポケットに忍ばせるなど，いつでも引き出せるようにしてください．戦略図から類似症例であれば情報収集から病院選定，搬送までがスムーズにできるようになることがゴールです．

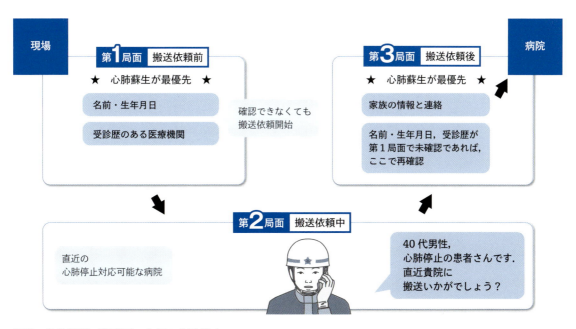

図3　救急搬送・戦略図＜中年の心肺停止＞

　本書の巻末（p.127～131）に，付録として『救急搬送・戦略図』の一覧を用意しています．PDFのダウンロードも可能ですので，お手元に置いてご活用ください．

- 救命士は搬送現場から病院到着までを3つの局面に分けて戦略を立てる
  第1局面（搬送依頼前）：搬送病院の決定に必要な医療情報を一本釣りで取りに行く
  第2局面（搬送依頼中）：適切な病院選定をし，電話依頼する
  第3局面（搬送依頼後）：病院到着まで追加情報の収集と必要な処置をする

◆年齢が変わると心肺停止の搬送は困っちゃう…

　今回の事例は中年男性のイケイケ・ドンドンの心肺停止でした．第1局面で集めるべき医療情報はほとんどなく（実際に情報がなくても），第2局面での搬送先の選定も直近の救急病院が選択されます．第3局面でも優先すべきは心肺蘇生であり，情報収集は合間に名前・生年月日・受診病院，家族情報が確認できれば十二分です．体に汗をかいても，脳に汗かくことはないため，困りません．

　一方で，この症例が**90歳の施設入居**の高齢者であればどうでしょう？　年齢が上がるだけで突然難易度が上がり困難事例となります．第1局面の情報は今回の事例よりも必要になり，医療機関の選択肢も増え複雑化します．体だけでなく脳も汗をかく，そのような事例について次章から考えてみましょう．

心肺停止編

第2章 どれくらい通院していれば「かかりつけ」になるのか

> **事例**
> 90歳　男性　心肺停止
> 入居施設の自室内で心肺停止状態であるところを施設職員が発見し救急要請．

第1章同様に心肺停止患者さんですが，高齢では圧倒的に難易度が上がります．
①どんな医療情報が必要か？　②適切な医療機関はどこか？　一度考えてみてください．

第1局面　搬送依頼前　～どのような情報が必要か？～

　同じ心肺停止の事例でも，第1章の40歳代男性と違い本事例の90歳男性では，救命士が搬送前に情報収集する必要があります．しかも蘇生行為をしながらの情報収集なので難易度はぐっと上がります．そこで，情報は必要最低限の3つだけ集めるようにします．

　1つ目は90歳という年齢から**心肺蘇生を行わない指示**（以下DNAR）がなされている可能性を考えないといけません．施設職員が把握していない際は，患者さんの入居サマリーに＜DNAR＞と書かれていないか確認が必要です．

　2つ目は**既往歴**です．90歳であれば既往歴があり医療機関の受診があるはずです．この場合複数の医療機関が挙がることは珍しくありません．さらに既往歴のなかに癌の終末期など蘇生に影響するような疾病がないか確認できるとよいでしょう．

　3つ目は**主治医の確認**です．複数の医療機関の受診の場合には，メインとなる病院や主治医が誰なのかを確認します．搬送先病院が複数挙がった場合は主治医のいる医療機関が有力候補となります．

　このように高齢者の心肺停止事例では，若年や中年の心肺停止事例よりも多くの情報収集と蘇生行為を同時に進めるためタフな仕事となるのです（図1）．

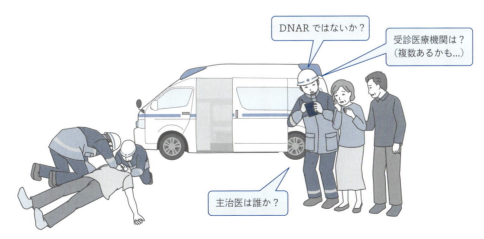

図1　高齢者の心肺停止では蘇生行為と情報収集を同時進行で実施する

もちろん超高齢の心肺停止患者さんの治療をどこまでするかは家族に聞く必要があり，早く来院するよう根回しは必要です．ただし，この家族連絡自体は搬送に影響しないため，蘇生行為が大変であれば後回しもOKです．

高齢者の心肺停止事例では第1局面で次の情報をチェック！

☑ DNARはないか？
☑ 蘇生に影響しそうな既往歴は？（例：がんの終末期など）
☑ 主治医が誰なのか？（特に複数の医療機関に通院している場合）

これらの情報収集を心肺蘇生と同時進行で実施する．

※注意：家族への連絡は蘇生行為に忙しければ病院到着までにできればOK

では，第1局面で必要な情報を確認しながら事例の続きを見ていきましょう．

救命士　　「蘇生中止の意思表示はありましたか？」
施設職員「ありませんでした．昨日までは普段と変わりなかったのに…
　　　　　　突然でびっくりしています」
救命士　　「そうですか．ではいま受診している病院はどこですか？」
施設職員「（資料を見ながら…）A病院とB病院ですね…」
救命士　　「主治医がいるのはどちらですか？」
施設職員「ええと，担当ではないので…わからないです…」
（後略）

第2局面　搬送依頼中　～搬送病院の決定と，電話依頼～

　主治医についての情報はありませんでしたが，患者さんは以下のようなA病院とB病院へ通院していることがわかりました．さらに直近の救急病院（C病院）を加え，どの病院を搬送先として選定するのがよいか考えてみましょう．

A病院　肺がんで受診歴のある大学病院（20分）
B病院　高血圧，糖尿病で処方を受けている慢性期病院（15分）
C病院　受診歴のない直近の救急病院（10分）

◆ どの病院を選ぶべきか？

　難しい選択だったと思います．もし肺がんが末期でありA病院で緩和医療を実施している，さらにA病院の主治医が「急変時に当院へ…」と指示している，という情報があればA病院を選択します．一方で大学病院（A病院）での治療は終了し，B病院へ紹介後に終末期医療を開始していればB病院を第1候補にします．しかしそのような情報がなければ，速やかな蘇生行為へつなげられる直近のC病院を選定します．

　ではそれぞれの症例でどのように電話依頼するか"キメゼリフ"を考えてみましょう．

◆ 電話でどのように依頼するか？

> **今回のキメゼリフ**
>
> A病院に搬送依頼する場合
> 「●●消防です．90代男性，心肺停止の患者さんです．A病院で肺がんの緩和医療を受けています．搬送いかがでしょう？」
>
> B病院に搬送依頼する場合
> 「●●消防です．90代男性，心肺停止の患者さんです．B病院で終末期医療を受けています．搬送いかがでしょう？」
>
> C病院に搬送依頼する場合
> 「●●消防です．90代男性，心肺停止の患者さんです．直近のC病院へ，搬送いかがでしょう？」

　キメゼリフのポイントは『かかりつけ』という言葉を使わないこと．『かかりつけ』は"キメゼリフ"ではなく"NGワード"なのです．そのためA病院では「緩和医療を受けています」，B病院では「終末期医療を受けています」とコメントしました．ではなぜ『かかりつけ』という言葉は使わない方がよいのでしょうか？

◆ 電話に出る救急外来担当者は患者さんとは面識がない

　救急要請された患者さんが『かかりつけ』なのかどうかは，特定の主治医や担当看護師しかすぐに認識できません．しかし，**救急救命士がまず電話で話すのは患者さんと面識がない救急外来の医師や看護師**です．救命士の立場では，『担当が違っても，同じ病院で診ている医師には変わりない…』と思うかもしれません．しかし「貴院の『かかりつけ』患者さんです…」と言われても電話の向こうでは「誰だろう？　本当に当院に受診しているのかな？」と考えてしまうのが本音です．

◆どれくらい通院していれば『かかりつけ』となるのか？

　救急搬送時という状況では『かかりつけ』という言葉の定義はあいまいです．例えば「外来で血圧の薬を年に数回もらっている」場合と，「外来で糖尿病のインスリン治療を受けている」場合とではどちらが『かかりつけ』でしょう？

　もし搬送理由が＜低血糖発作＞であれば，糖尿病患者さんは『かかりつけ』と言ってもよさそうですが，血圧患者さんを『かかりつけ』と言うのには苦しさを感じます．

　つまり救急搬送で『かかりつけ』と言ってもよいのは，**搬送理由が通院病態と関連している場合に限定されます**．どれくらい通院しているかは『かかりつけ』とは関係ありません．

　さらに，搬送理由が通院病態と関連しているかは医師によっても考えかたが変わります．例を1つあげましょう．虚血性心疾患で1カ月前に入院歴のある患者さんが，右下肢の疼痛で歩行困難となったとします．医師によっては，「その下肢の疼痛は整形疾患では？」と思う場合もありますし，「血管病変のリスクがあるので循環器が原因かも？」と考えるかもしれません．このように搬送理由と既往の関連性は医師によっても判断が異なることがあるため，その点からも『かかりつけ』という言葉は封印した方が無難です．

> ☑ 救急搬送で『かかりつけ』は，搬送理由が通院病態と関連している場合に限定される
> ☑ 過去の通院回数や入院歴があっても，『かかりつけ』とは限らない
> ☑ 搬送理由と通院病態の関連性は医師によっても判断が異なる場合がある

◆『かかりつけ』≒『診て当然！』

　なぜ救急現場で『かかりつけ』と言うためには搬送理由が通院病態と関連していないといけないのでしょうか？　これは『かかりつけ』という言葉に，『診て当然！』という含みがあるためです．患者・家族は医療に関する専門家ではありません．ある診療科に受診歴・入院歴がある病院には，救急搬送なら他診療科の病態でも『診てもらえて当然！』と信じているのです．

　したがって，患者さんや家族が『かかりつけ』のA病院にお願いします…」と言ったら，救命士は冷静に「（単に受診歴があるだけでなく，その病院に診てもらいたいのだな…）」と評価しないといけません．救命士はその患者・家族の気持ちと少し距離を置き，搬送理由が通院している病態と関連しているかを分析しましょう（図2）．

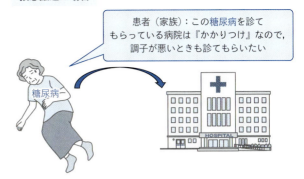

図2　患者や家族の『かかりつけ』のイメージ

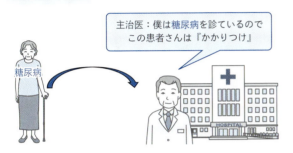
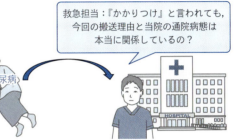

図3　病院サイドでは通常受診と救急搬送では,『かかりつけ』の認識が全く異なってくる

◆病院サイドからみた『かかりつけ』の認識

　一方で搬送依頼を受ける病院スタッフの多くは患者さんとの面識はないので、せいぜい『通院歴のある患者さんの救急要請』という認識です．どんなに通院歴が長くても，救急搬送の病態と関係なければ，『かかりつけ≒診て当然』とは感じられないのです（図3）．

　そこへ救命士が患者・家族の言葉を受け『かかりつけ…』と言うと，電話に出た医師は『診てもらって同然の患者さんですが…』と言われたようで，正直あまり良い気分はしません．搬送理由の病態が通院病態と関連していればよいです．しかしそうでないときは「通院病態と無関係でも『診るべき』ですよね！」と無理強いしているようなものだと考えてください．

> ✓ 『かかりつけ』と搬送依頼電話で言われた医療者は，
> 『おたくの病院で診て当然のかかりつけ』患者さんですよ….
> 　　　　　　　　　　　　　　と言われた気分になってしまう

第2章

◆搬送依頼時に『かかりつけ』と言わずに依頼する

家族が『かかりつけ』という言葉を出したら，まず今回の搬送理由と関連性があるか評価します．しかし通院病態と搬送理由が完全に関連しているか，救急現場レベルで断定することは難しいことが多いです．そのため『かかりつけ』という言葉を封印して，搬送依頼をする方がコミュニケーションはスムーズです．

①関連がなければ

「貴院の○○科に通院中の患者さんです…」で留めておきます．

②関連がありそうなら

「"腹痛"患者さんで，貴院で1カ月前に"腸閉塞の入院歴"があります．…」といった形で，病態"腹痛"と関連のある医療情報"腸閉塞"を伝えるに留めます．実際に『かかりつけ』なのかどうかは病院搬送後の担当医に判断してもらうというのが正解です．

③ダメな例として，関連がありそうでも

「腹痛の患者さんです．貴院の外科に『かかりつけ』の患者さんです」と言ってしまうと，電話に出た救急外来の担当者は「その腹痛は当院の外科と関連が本当にあるのだろうか…？」とか，「関連がないなら『かかりつけ』じゃないのだけどな…」など，さらには「外科に通院しているから『診て当然！（かかりつけ）』と言われてもな…」と陰性感情がわいてしまうのです．

◆第2局面を再確認する

今回のキメゼリフを再掲載します．かかりつけという言葉を使わない台詞を再確認してみましょう．

> **今回のキメゼリフ**
>
> A病院（肺がんで受診歴のある大学病院）の場合
> 「●●消防です．90代男性，心肺停止の患者さんです．A病院で肺がんの緩和医療を受けています．搬送いかがでしょう？」
>
> B病院（高血圧，糖尿病で処方を受けている慢性期病院）の場合
> 「●●消防です．90代男性，心肺停止の患者さんです．B病院で終末期医療を受けています．搬送いかがでしょう？」
>
> C病院（受診歴のない直近の救急病院）の場合
> 「●●消防です．90代男性，心肺停止の患者さんです．直近のC病院へ，搬送いかがでしょう？」

かかりつけという言葉を使わなくても十分な依頼ができて，より正確な搬送依頼となっていることを確認してください．

◆実際に選んだ病院は…

事例の続きです．施設職員の担当看護師に電話で確認すると，肺がんは終末期医療となり大学病院へは半年前に通院したきりでした．現在は慢性期のB病院に通院し，主治医の先生もよく診てくれているとのことでした．そこでB病院（高血圧，糖尿病で処方を受けている慢性期病院）へ搬送依頼することとなりました．

> **今回のキメゼリフ**
> 救命士「●●消防です．90代男性，心肺停止の患者さんです．B病院で肺がんの終末期医療を受けています．搬送いかがでしょう？」
> B病院「ちょっとお待ちください．患者さんの情報を確認します．＜1分ほど経過＞ わかりました．確かに当院に受診歴がありますのでお受けします」

今回はB病院へ搬送が決定しました．では第3局面の搬送依頼後の対応を考えてみましょう．心肺蘇生をしながらなので，最低限の必要な医療情報を収集することになります．

第3局面　搬送依頼後　〜病院到着まで何ができるか？〜

今回の事例は，主治医がいるB病院へ搬送が決まりました．DNARと重要な既往歴は確認済みなので，第3局面では確認できていない既往歴を集め，さらに家族へ連絡をします．

なお，搬送が受診歴のないC病院でDNARや既往歴について確認できていない場合は，第3局面でも心肺蘇生しながら情報収集を継続しないといけません．

◆本事例のターニングポイント　〜難しい症例が対応できるためには？〜

同じ心肺停止事例でも前回の40歳代と違い，今回の90歳では集めるべき情報が増え対応が難しくなります．さらに心肺蘇生をしながらの情報収集は必要最低限にしないといけません．搬送病院の決定に直結するDNAR，蘇生に影響する既往歴，主治医の状況など，若手救命士は何を集めるべきか事前に覚えておくとよいでしょう．

そして若手はベテラン救命士がどのようにこれらの情報を集めるかのテクニックも盗みましょう．施設入居者なら入居サマリーを有効利用する，あるいは，可能なら施設職員に情報収集や連絡のサポートをしてもらう，家族連絡は搬送病院の決定に影響しないが来院までには確実に取り次ぐ…，などの細かいやりとりを自分でもできるようになることを目標とするとよいでしょう．

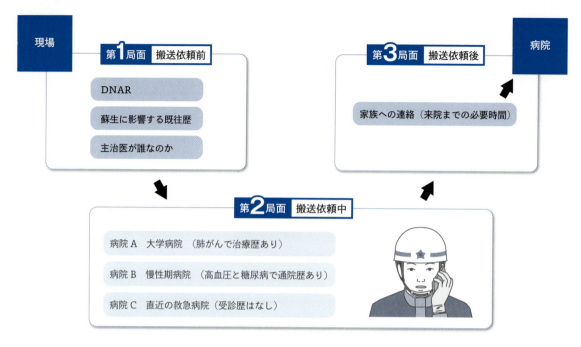

図4　救急搬送・戦略図＜高齢者の心肺停止＞

では最後に今回の救急搬送・戦略図を確認してみましょう（**図4**）．

まとめ
- 高齢者の心肺停止は蘇生と情報収集を同時に実施する
- 情報は，DNAR，既往歴，主治医の3つを確認する
- 搬送依頼の際に『かかりつけ』はタブー
- 家族への連絡は重要だが，搬送病院の決定後でもOK

　さて，次章からは実際に救命士が対応に苦慮したケースをさらに詳しく紹介していきます．搬送前に必要最低限の情報が入手できるかどうかが，とても重要になってきます．これらの情報を事例ごとに知ることが，若手がステップアップするためのポイントになり，またベテランが若手を教えるときのヒントになってくるでしょう．

意識編

第3章	意識を失った原因は脳？ それとも心臓？	24
第4章	失神の診断のカギは救急隊が握っている	32
第5章	不思議な意識障害で考える病態	42
第6章	JCS 3桁で脳外科に搬送してよいとき，ダメなとき	52
第7章	血糖値 40 mg/dL は条件次第で搬送病院を使い分ける	60
第8章	高齢者の意識障害を脳外科へ搬送すると半分は失敗する	72
第9章	めまいは耳鼻科か脳外科か？	80
第10章	外科医だけに診せてはいけない外傷搬送	88

意識編

第3章 意識を失った原因は脳？それとも心臓？

本章から，さまざまな搬送依頼を検討していきます．まず以下の2事例について現場救命士になりきって対応を考えてみましょう．

事例
A. 60歳　男性　病態：●●
パチンコ屋のお客さんが突然に意識を失い救急要請された．
現場到着時は <u>JCS 200</u>

事例
B. 60歳　男性　病態：●●
パチンコ屋のお客さんが突然に意識を失い救急要請された．
現場到着時は <u>完全に意識クリア</u>

今回は＜第1局面＞の情報収集の前に，＜第2局面＞の医療機関の選定とキメゼリフを先に考えてみましょう．そこで事例A・Bの電話依頼時の以下の空欄：△△科と●●（病態）を埋めてみてください．似て非なるエピソードで搬送依頼の使い分けができるでしょうか？

事例A．（またはB．）
搬送先病院：△△科のある救急病院
電話依頼　：「●●（病態）の患者さんの搬送依頼です…」

第2局面　搬送依頼中　～搬送病院の決定と，電話依頼～

解答は以下のようになります．

今回のキメゼリフ
事例A
搬送先病院：<u>脳外科のある救急病院</u>
電話依頼：「<u>急性の意識障害の患者さんの搬送依頼です…</u>」

今回のキメゼリフ
事例B
搬送先病院：<u>循環器科のある救急病院</u>
電話依頼：「<u>失神の患者さんの搬送依頼です…</u>」

意識障害と失神という病態の使い分けが必要なのは，病院選定が異なるためです．なぜ搬送先が変わるのか理解するためには，各々の病態を詳しく知る必要があります．

> ☑ 意識を突然失う病態は『意識障害』と『失神』の2つある
> ☑ 『意識障害』：意識を失い，そのまま改善せず現場到着時も意識が悪い
> ☑ 『失神』：意識を失うが，数秒～数十秒で改善し現場到着時は意識清明
> ☑ 2つの病態は搬送先が異なるため明確に区別する必要がある

◆思考実験：隣人を意識障害や失神にする方法は？

　病態の理解のために，人為的に隣人を『意識障害にする方法』と『失神させる方法』を"想像"してみてください（もちろん，想像するだけで本当にやってはいけません）．意識障害なら，頭を力いっぱい殴り続けることで外傷性脳損傷が起こり達成できます．失神なら首を絞め，意識消失と同時に手を緩めます（繰り返しますが，想像するだけです）．

　ではこのような悲惨な状況を起こす病気はどのようなものが考えられるでしょう？　意識障害は頭部に強い衝撃を与えなくても，**脳卒中で内因性に脳出血・脳梗塞が起こり脳幹の意識中枢が障害されれば起こります**（図1）．

　さて，意識障害を起こす脳卒中ですが，失神を起こすことはあるのでしょうか？

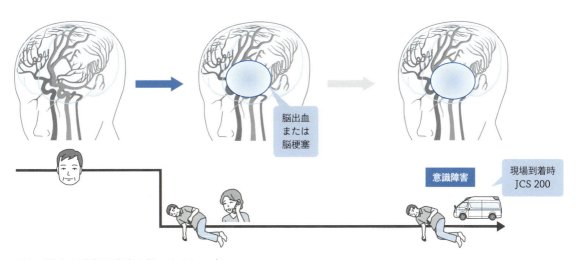

図1　脳卒中が意識障害を起こすメカニズム

☕ **tea time**

救命士に使ってほしくない言葉

　家族が「倒れていた…」，「動けない…」というセリフは，搬送依頼電話では救命士には使ってほしくない言葉です．意識がないのであれば『意識障害』というのがやはりスマート．同様に意識はあるが歩けないなら，『全身脱力』など医学表現にするのがベターです．

第3章

◆ 脳卒中は失神を起こすか？

　脳卒中は意識障害を起こしても失神は起こしません．脳卒中は脳血管が閉塞する，または出血することで発生します．そのため脳卒中がもしも失神を起こすのであれば次のような病態です．①まず左右の内頸動脈の動脈硬化が寸分たがわず同時に起こり（かなり稀），②さらに数秒後に途絶した血管が左右同時に開通する（奇跡です，図2）．実際にこのような病態は起こりえないため，脳卒中で失神は起こさないのです．

◆ 失神を起こす病態とは？

　では失神はどのような臓器障害で起こるのでしょう？失神を起こす原因は脳血管より上流にあり，そこには**心臓**があります．もし心臓が洞性脈から一過性の徐脈や心室細動となれば，脳血流が一時的に途絶するため意識を失います．しかし不整脈が数秒〜数十秒で改善し洞調律になれば，脳虚血は解除され速やかに意識は改善します（図3）．これぞ心疾患が失神を起こすメカニズムなのです．

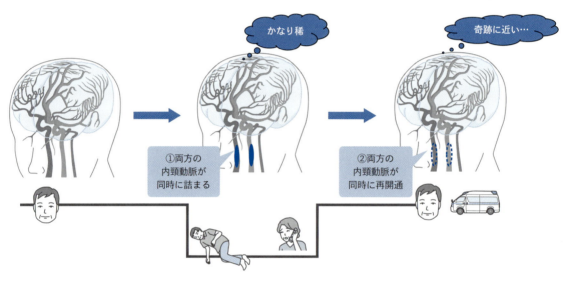

図2　脳卒中が失神を起こすために考えられる病態

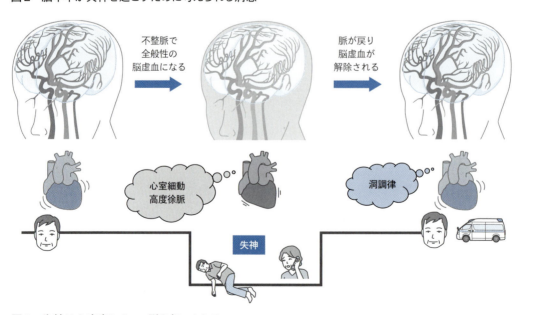

図3　失神は心疾患によって引き起こされる

◆問題臓器に合わせた搬送先を選定する

　意識障害と失神は問題臓器が違うため，各々の搬送先は異なってきます．**意識障害**であれば脳が問題臓器の可能性があり**脳外科**のある救急病院を選択します．一方で**失神**であれば心臓が問題臓器の可能性があり**循環器科**のある救急病院を選ぶ必要があるのです（図4）．

◆今回の事例の第1局面と第2局面を考える

　今回の2つの事例を振り返ってみましょう．

事例

A. 60歳　男性　病態：意識障害
突然意識を失い救急要請された．
現場到着時は JCS 200

今回のキメゼリフ
搬送先病院：脳外科のある救急病院
電話依頼：「意識障害の患者さんの搬送依頼です…」

事例

B. 60歳　男性　病態：失神
突然意識を失い救急要請された．
現場到着時は完全に意識クリア

今回のキメゼリフ
搬送先病院：循環器科のある救急病院
電話依頼：「失神の患者さんの搬送依頼です…」

　『意識を失った』という事例は現場到着時の意識状態で『意識障害』か『失神』を推測可能です．そしてこの推測を確信へ変える作業が第1局面の情報収集となります．

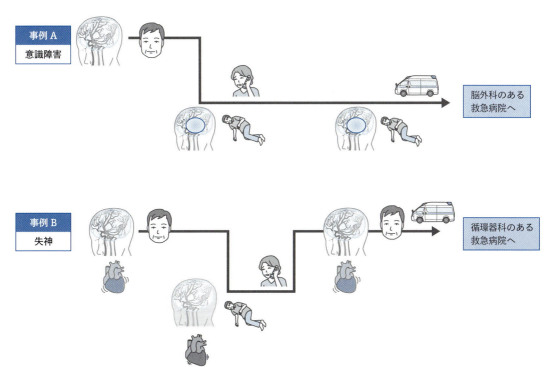

図4　意識障害は脳疾患を考え脳外科へ，失神は心疾患を考え循環器科へ

◆第1局面の情報はブラックボックスにある

　この意識障害と失神の区別を決定づける第1局面の情報はまだ不明で，いわば"ブラックボックス"という箱に入っている状態です．ブラックボックスの由来は航空機に搭載されているフライトレコーダーです．航空機がトラブルに見舞われ最悪墜落してしまった場合，その原因究明は困難になります．乗客・乗務員は全員亡くなっているため機内で起こったことが誰からも確認できないのです．そこで機内には墜落後も回収できるよう頑丈なブラックボックスと言われるフライトレコーダーを積んでいるのです．イベントが起きた際にこれを回収することが原因究明の大きなヒントとなります．

　『意識を失った』という搬送事例では，『意識障害』か『失神』なのかは現場到着時の意識状態から推測しているに過ぎません（図5）．

　そこで**現場の意識状態に加え，周囲の目撃情報を確認する**ことで『意識障害』か『失神』の区別が推測から確信へと変わります．救急現場でこの周囲の目撃情報を確認することを，本書では"ブラックボックスを開ける"と表現します（図6）．

　では，今回の事例でもブラックボックスを開けてみましょう．

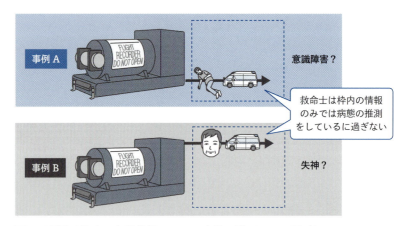

図5　現場到着時の意識状態のみでは病態は推測にしか過ぎない

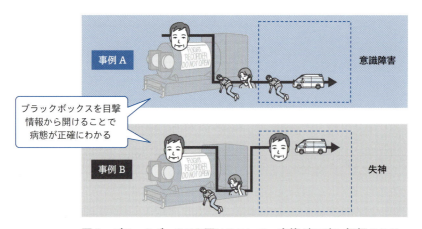

図6　ブラックボックスを開けることで，病態が正確に把握される

第1局面　搬送依頼前　〜どのような情報が必要か？〜

各事例で現場到着までの病歴を確認してみると…

事例
A. 入店時は意識清明だったが，突然の意識障害に見舞われ，改善することなく救急要請された．入電時も昏睡状態で救急隊到着時もJCS 200だった．

事例
B. パチンコ中に意識消失したが，10秒前後で改善した．救急要請はされたが，意識クリアな状態は救命士の到着前から続いていた．

現場到着時の意識状態で病態の"推測"をし，第1局面でブラックボックスを開けることで"推測"が"確信"へと変わります．搬送依頼は『意識障害』または『失神』と確信が得られた時点での要請がよいでしょう（図7）．

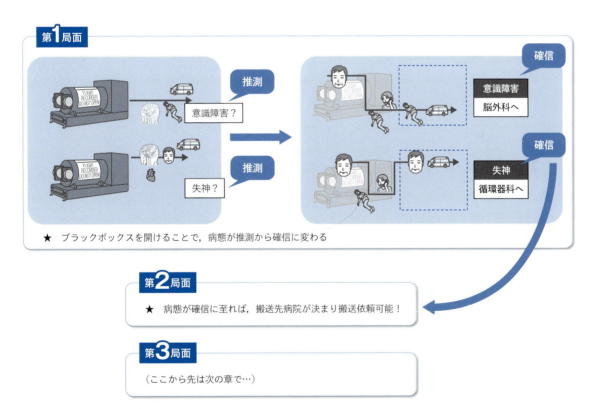

図7　搬送依頼はブラックボックスを開けてから

◆『失神』と『意識障害』の各論は次章から

次章からは『失神』と『意識障害』のそれぞれについてさらに詳しく見ていきます．それぞれの病態でさらにどのような医療情報を第1局面で集めるか？さらに搬送病院の決定後に第3局面で注意すべき観察項目は何かについて見ていきましょう．

まとめ

- ☑ 意識を突然失う病態は『意識障害』と『失神』の2つある
- ☑ 『意識障害』は脳外科を『失神』は循環器科のある救急病院を選定する
- ☑ 現場到着時に意識レベルが低下していれば『意識障害』，レベルクリアであれば『失神』であると推測できる
- ☑ ブラックボックスを開けることで，『意識障害』と『失神』の推測が確信に変わる

---

tea time

引継ぎ用紙に何を書く？

救命士さんとの事例検討会で，引継ぎ用紙に何をどこまで書くのがよいか聞かれることがあります．事例ごとに異なりますが，いくつかアドバイスできることがあるとすれば…

①救命士しか知りえない情報は必ず書く
②沢山書いてもOKだがメリハリを（ホントはLess is better）

の2点が大事であると説明しています．まさに①はブラックボックスの情報です．書面でも確認できれば申し分ありませんので記載をお願いしたいところです．

一方で，集めた情報を漏らさずびっしりと記載する救命士さんもいらっしゃいますが，これでは何が重要かわからなくなりますし，そもそも沢山書いていても①のような情報が入っていないと不合格です．

①の情報が記載されて80点，そのうえでその他の情報は②のように要点だけをシンプルに書いていれば100点の引継ぎ用紙です．

申し送りでネチネチ聞いてきたらいい医師

　失神の診断はブラックボックスをいかに開けるかがカギになってきます．そのための質問を医師があれこれぶつけてきたら，答えるのは救命士の役割です．病歴を軽んじて検査で何とか診断を付けようとしても大抵は失敗に終わることを知っている救急医は，失神の患者を受け入れる際には救命士にネチネチ聞いてくるはずです．

　失神は高額な検査より，患者と救命士の情報の方が診断に寄与します．実際に筆者は救命士の情報が不足している場合には，現場目撃者に問い合わせをして情報収集することもあります．ただし彼らと連絡が取れるかどうかも救命士次第．

　そこで失神の目撃者に「後で医師が医療情報を聞くので電話番号を教えてください」と連絡先を聞いてもらえると大変助かります．

意識編

第4章 失神の診断のカギは救急隊が握っている

本章では以下の意識消失の事例を現場救命士になったつもりで検討してみてください．

> **事例**
> 50歳　男性　病態：●●●
> 会社で勤務中に意識を失い救急要請された．現場到着時の意識は完全にクリア．

今回の病態『●●●』は何で，適切な医療機関はどこでしょうか？
さらに，搬送にあたりどのような医療情報が必要でしょうか？

◆ブラックボックスを開ける

今回の事例は現場到着時に意識クリアなので病態は『**失神**』と予測できます．さらにブラックボックスを開けることで本当に失神なのか確認していきましょう．

> ～目撃者の証言～
> 私はこの会社の営業部長で，彼（患者）と2人きりで会議室で商談中でした．彼は今年から取引を始めた工場の経営者です．商談開始後5分ぐらいで大量の汗をかいて具合が悪そうでした．10分ほどして「ちょっとお手洗いに…」と言い立ち上がり部屋を出る直前で意識を失い崩れるように倒れてしまいました．
> 私も驚いてすぐに駆け寄って呼びかけると，数秒して目が覚めました．しばらく意識を失っていたようで，119に電話をしました…．

詳細な病歴を確認することで，今回の病態は失神で間違いないことがわかりました．失神とわかれば，搬送先は循環器科のある病院となります．ブラックボックスを開け，失神"疑い"を"確定"して搬送先を決めていきましょう（図1）．

> **ポイント**
> ☑ 突然の意識消失⇒現場到着時に意識清明であれば失神疑い
> ☑ ブラックボックスを開け，失神を裏付ける詳細な病歴を確認する

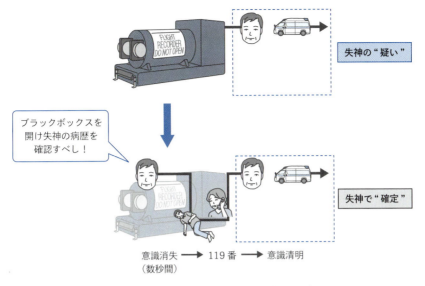

図1　ブラックボックスを開け失神を裏付ける詳細な病歴を確認する

◆医師は心原性失神をどう診断するのか？

　さて，搬送後に失神が心原性かどうかを医師はどう診断するのでしょう？ その方法，実はとてもシンプル．失神を起こした"瞬間"の心電図が不整脈であることを確認すればよいのです．しかしこの失神した"瞬間"の心電図1枚がなかなか手に入らないため，失神の診断は難しいのです．

　そもそも心原性失神で失神後に心電図をとっても，心臓が動きを止めた瞬間の不整脈は消えています．失神を起こした高度徐脈や心室細動は数秒であり，意識回復後は洞調律となっているのです．そして，この失神するほどの不整脈が1日に何度も起こることは稀です．救急外来で再度失神し異常心電図が入手できることは100症例に1例ぐらいなのです．

　そこで失神した瞬間の心電図が手に入らなくても，**これから失神しそうな心電図ならば待たずに心原性失神**として介入をしてしまいます．例えば**完全房室ブロック**は将来的に高度徐脈となり失神を起こす可能性が高いです．失神した瞬間の心停止心電図がなくても『失神の病歴＋完全房室ブロック』なら心原性失神として対応します．

> 医師が心原性失神を診断する方法
> ☑ 心原性失神の診断は失神したときの心電図が必要だが，なかなか確認できない
> ☑ そこで『今にも失神しそうな心電図（完全房室ブロックなど）＋失神の病歴』であれば心原性失神と診断する

救命士の不整脈テストはBLSレベルで合格点

救急救命士はどこまで心電図を読めればよいか？ という質問を筆者はよく受けます．心電図でわかる病態には，主に①虚血と②不整脈があります．①虚血心電図は第14章で詳しく解説しますので，今回は失神と関連する②不整脈心電図について解説します．

ではクイズから始めましょう．次の心電図A〜Cの不整脈の名前を答えてみてください．

心電図A

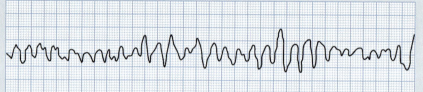

心電図B

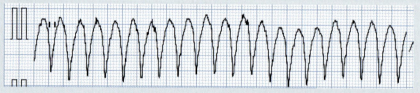

心電図C

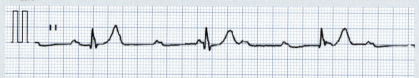

答え　心電図A：心室細動，心電図B：心室粗動，心電図C：完全房室ブロック

今回の3つが解答できれば不整脈心電図は合格点です．救命士レベルでは心室細動，心室粗動，完全房室ブロックなどBLSでおなじみの心電図判断ができればOKです．他にも心原性失神になりそうな不整脈がありますが救急医でもすべて把握しているわけではありません．

◆心電図に異常がない場合どうするか？

問題は心電図に心原性を断定する異常がないときです．実際に失神患者の9割以上は心電図異常がありません．心電図以外の検査で失神の確定診断となればよいのですが，参考程度の情報しか得られません．救急外来で実施する血液検査も超音波検査も失神の診断にはよいツールではないのです．

そのため，救急外来で検査が正常でも心原性失神を疑った場合はホルター心電図やカテーテル検査などの精密検査を検討します．しかし全員に精密検査をするわけにはいきません．どの患者が精査の必要があるのかを判断しないといけないのです．

その判断に必要なのが救命士からの病歴です．検査は正常なので病歴勝負なのです．失神前後の病歴を細かく確認し，リスク評価をしながら精査が必要か，あるいは帰宅可能か医師は判断しているのです．

> **心電図に異常がない場合の対応**
> - ☑ 心電図に異常がない場合は，救急外来の検査では失神の診断はできない
> - ☑ 最終的には病歴で精査するか，帰宅するかを決定するため，救命士からの病歴が重要である

◆心原性以外の失神とは？

とはいっても，病歴だけで心原性失神の診断は難しいです．そこで，心原性以外の失神の診断をすることで心原性失神の除外を試みます．では，どのような疾患が心原性以外の失神に含まれるか確認してみましょう．

図2は失神で救急搬送の研究調査の結果で，最終的な診断のうちわけです．『診断不明（37％）』が最多で，そもそも失神は診断がつかないことを示しています．次いで『血管迷走神経反射（21％）』，『心原性失神（9％）』，『起立性低血圧（9％）』と続きます．この，心原性以外の血管迷走神経反射，起立性低血圧を少し勉強してみましょう．

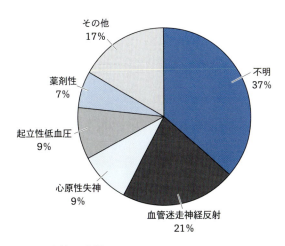

図2　失神の疫学

◆血管迷走神経反射と起立性低血圧の病態

　血管迷走神経反射は外部の**ストレス**により引き起こされる失神です．実は筆者は医学生時代に血管迷走神経反射を起こしました．採血の実習で，医学生同士が腕に針を刺し合います．慣れない手技で，筆者はパートナーから何度も針を刺され次第に血の気が引いたのを今でも覚えています．最後は気が遠くなり座ったまま失神していました．

　血管迷走神経反射は外部のストレスによる痛み・恐れから一時的に徐脈や血管拡張が起こり，脳虚血を経て失神を引き起こすとされています．特に病的ではないため基本的に帰宅経過観察となります．

　一方で**起立性低血圧**は"**脱水＋姿勢変化**"が主な病歴です．例えばサウナの中でじっと2時間座りつづけ，突然立ち上がったといった病歴があれば起立性低血圧の失神となります．脱水状態のなかで立位をとると，本来は脳へ行くはずの血流が一時的に途絶えるため失神を起こすのです．脱水が原因の起立性低血圧は輸液で症状が改善すれば帰宅可能です．

　なお，起立性低血圧は脱水だけでなく貧血でも起こります．例えば消化管出血が続き高度貧血となると，日常生活で座位から立位移動しようとした際に同様のメカニズムで失神を起こすこともあります．このような貧血・出血による起立性低血圧は入院必須ですが，失神全体ではごく少数です（下記tea time参照）．

　このように**血管迷走神経反射や起立性低血圧の多くの場合は良性疾患であり帰宅となります**．心原性失神が入院必須なのと対照的です．

心原性以外の失神

- ☑ ストレスで失神する血管迷走神経反射
- ☑ 脱水などで失神する起立性低血圧
- ☑ いずれも良性疾患のため帰宅経過観察となる

---

tea time
消化管出血の失神と心原性失神との鑑別は容易

　貧血による起立性低血圧の病態で最も多いのが消化管出血による貧血です．しかしその鑑別は難しくありません．なぜならば消化管出血の患者さんの主訴は『吐血・下血』の情報が必発だからです．消化管出血の病歴は『吐血・下血（＋失神）』がほとんどで，『失神のみで実は吐血・下血が隠れていた』は稀なのです．

　一方で消化管以外の内因性の出血で失神する可能性はあります．腹部大動脈瘤の切迫破裂や肝臓破裂などです．これらの診断はベテランの救急医でも診断が難しい場合が多いため，救命士が類推できなくてもOKです．ただし，バイタルサイン（血圧低下や頻脈）がこれらの診断のヒントになることはあります．そのため失神＋バイタル異常があればその点を強調して搬送依頼時に伝えるとよいでしょう．

◆失神の来院後に医師は何をしているか？

　医師は血管迷走神経反射と起立性低血圧をどうやって診断するのでしょうか？　実は血管迷走神経反射も起立性低血圧も救急外来で確定診断できる検査はありません．そのため**病歴から起立性低血圧や血管迷走神経反射かを類推**しています．

　問題は，一部の心原性失神も心電図やその他の検査は正常になることです．そこで検査が正常の失神は病歴だけで血管迷走神経反射，起立性低血圧，心原性失神の3つを鑑別することとなるのです（図3）．

　すなわち多くの失神症例は救急外来での検査は正常なので，最終判断は病歴が決め手となります．このため失神の診断において病歴は非常に重要な位置を占めます．そして，この**病歴の情報の質と量は救命士次第**といっても過言ではありません．第1局面でいかに救命士が情報を集めることができるかが，失神診療のマネジメントにかかわってくるのです．

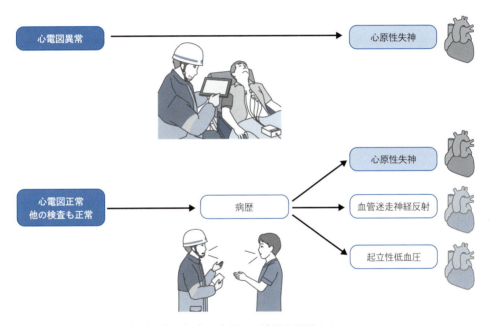

図3　心電図や他の検査が正常の場合は病歴から診断を予測する

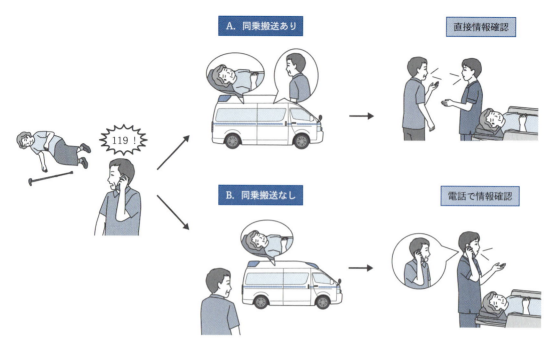

図4 失神の目撃者に医師が情報確認できるようにする

◆目撃者の同乗搬送は情報搬送となる

　救命士が意識消失の病態を失神と判断すれば循環器科のある救急病院へ搬送依頼していきます．ここで是非救命士にお願いしたいのが，搬送先が決まっても情報収集を続けることです．患者本人に加え，**失神の目撃者の情報収集は救命士にしかできない**のです．失神の場合，これらの情報から得られた**詳細な病歴**が最終的にマネジメントに影響するのです．

　もし目撃者に車内同乗してもらえれば，詳細な失神前後のエピソードの確認は搬送収容後でも構いません．病院で医師が目撃者から聴取することも可能です．すなわち，失神の**目撃者の同乗搬送が情報搬送となる**のです．一方で目撃者の同乗が困難であれば，医師が後で目撃者に状況確認できるように連絡先を確認するなどの工夫をする必要が，救命士にはあります（図4）．

第1局面　搬送依頼前　〜どのような情報が必要か？〜

　では第1局面で目撃者からどのような情報を収集すればよいのでしょう？医師は失神の診断を，①**失神までに至る状況**，②**心原性失神のリスク**，③**検査**の3つで総合判断します．②に関しては，失神前の『胸痛』『眼前暗黒感』，他にも『内服歴』『心疾患の既往』といった情報です．しかしこれらの情報は来院後も確認できます．

　それよりも救命士しか知らない現場環境や，目撃者しか知りえない失神前後の情報を医師は求めています．現場を離れる前にブラックボックスの情報に漏れがないかを確認しましょう．後から確認できない情報を取り忘れていないか出発前には注意が必要なのです．

第1局面で確認する情報

- ☑ 失神の前後の詳細な情報（本人以外の目撃情報を含む）を確認
- ☑ 本人から確認できる『胸痛』『内服歴』『心疾患の既往』などは後回しでもOK

第2局面　搬送依頼中　〜搬送病院の決定と，電話依頼〜

では，第1局面を意識した情報収集を確認してみましょう．

事例

50歳　男性　病態：●●●
会社で勤務中に意識を失い救急要請された．現場到着時の意識は完全にクリア．
患者は工場経営者で，商談中に徐々に倦怠感が出現しトイレに行こうとした際に意識消失を起こした．商談相手の営業部長が駆け寄ると数秒で意識は完全に回復している．
救急隊が現場到着時の意識は完全にクリア．バイタルサインは安定している．

今回は失神として，循環器科のある病院へ搬送依頼することにしました．では具体的なキメゼリフを考えてみましょう．

今回のキメゼリフ

救命士　「▲▲救急です．50歳・男性，失神患者さんで循環器科のある貴院へ搬送依頼となります．会議中に数秒の失神発作がありましたが，現在意識清明でバイタルも安定しています．既往は特にありません．受け入れいかがでしょうか？」
□□救急病院　「わかりました．お受けします」

キメゼリフのポイントは最初の10秒で病態と依頼内容を伝えること．今回はしっかり意図が伝わり成功しました．では，その後の現場対応を症例で確認していきましょう．

救命士　「搬送病院は決まりました．目撃者の方，同伴願えますでしょうか？」
営業部長　「私との会議中に起きたのですから，勿論ついていきます！」

今回は，目撃者が同乗搬送となり情報搬送に成功しました．

第4章

◆ 同乗者は"病歴"のキーパーソン

　今回は救命士の的確な判断で，会議中に失神を目撃した営業部長本人が同乗することになりました．しかし筆者の経験では失神の搬送では目撃者でなく，職場の責任者が同乗してくることが圧倒的に多いです．

　上司が部下の安否を憂う気持ちはわかります．しかし臨床現場で必要な情報を上司が握っているとは限りません．責任者であるかどうかに関係なく，直接目撃した人の方が患者情報という点で貢献できます．救命士はこの点を上手に患者や関係者へ伝え同乗依頼する必要があります．理解ある職場責任者であれば病歴のキーパーソンを救急車内同乗とし，自分が後から車で来院することに納得してくれるはずです．一方で目撃者の同乗が難しい場面は後で医師から電話連絡がとれるように手配しましょう．

第3局面　搬送依頼後　〜病院到着まで何ができるか？〜

　車内収容後はすぐに心電図モニターを装着します．もし再度失神症状があればすぐに心電図記録ができるようにしておきましょう．余裕があれば，本人から心原性失神のリスクを確認する，また目撃している同乗者がいれば失神に至るまでの状況確認をしてもよいでしょう．失神の診断には，①**失神までに至る状況**，②**心原性失神のリスク**，③**心電図検査**の3つが重要なのです．

　では最後に救急搬送・戦略図を確認してください（図5）．

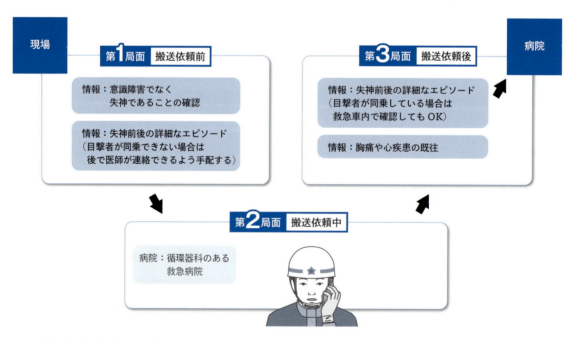

図5　救急搬送・戦略図＜失神＞

まとめ

- 失神の診断は病歴が命！ 意識を失う前後の情報を集めて医師に伝えるべし
- 失神の原因が診断できるかどうかは救命士の情報収集にかかっていると心得るべし
- 医師が失神の目撃者から情報を聞ける環境整備をするべし
- 救急車内に収容したらすぐに心電図モニターを装着し，いつでも記録を残せるようにするべし

意識編

第5章 不思議な意識障害で考える病態

本章も意識を失った患者さんの事例です．病態と対応を考えてみましょう．

事例
50歳　男性　病態：●●●
パチンコ屋で意識を失って救急要請された．
かけつけた店員が呼びかけても発症後10分間は反応がなかった．
しかし発症から15分ほどして徐々に発語可能となった．
救急隊現場到着時の発症20分後には完全に覚醒していた．

どのような医療情報が必要でしょうか？ 適切な医療機関はどこでしょうか？

今回の病態は意識障害と失神のどちらなのでしょう？ 10分間も反応がないということは『意識障害』でしょうか？ しかし救急隊到着時には意識は改善しているため『意識障害』としては矛盾しています．では『失神』でしょうか？ しかし『失神』の意識消失時間は数分以内です．10分以上意識を失っているのは，『失神』として時間があまりに長すぎます．
では，この不思議な意識障害をきたす病態は何でしょうか（図1）．

実は今回の病態は，"**目撃のない**"けいれん発作後の意識障害を強く疑うのです．

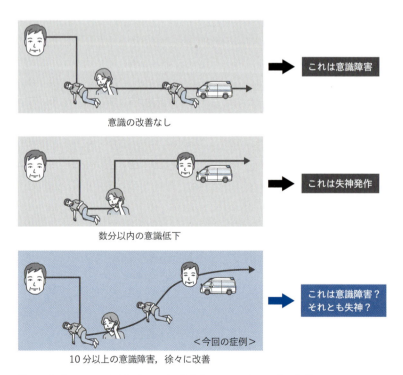

図1　失神にしては長すぎる，意識障害にしては短すぎる病態は？

◆けいれん発作のメカニズム

けいれん発作は脳内で異常脳波（てんかん波）が起こることで生じます．けいれん発作の持続時間は病態差がありますが多くは1分以内の発作で，その間に通常は意識がなくなります．異常脳波が消失すればけいれん発作は止まりますが，脳機能はすぐに活動できず意識障害が5～15分ほど継続します．このけいれん発作後に遷延する意識障害は"**発作後もうろう状態**"と呼ばれます．

けいれん発作でガクガクと患者さんが発作を起こしている瞬間を確認できれば病態の把握は難しくありません．しかし発作の瞬間が確認できない場合でも，時間経過で意識が徐々に改善してくる病態であればけいれん発作を疑うことは救命士にも必要な知識です．けいれん発作は失神や意識障害と病態が異なり，対応も搬送先も個別に検討しないといけないため，3つの病態の鑑別が搬送現場で必要となるのです（図2）．

3つの病態の鑑別に必要なのがブラックボックスを開ける作業です．患者さんだけでなく周囲の目撃者から意識消失前後の詳細なエピソードを確認しましょう．

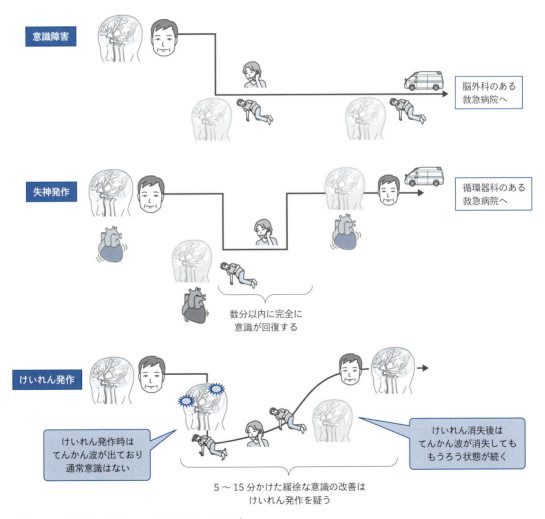

図2　3つの意識トラブルとなる病態のメカニズム

> 3つの意識消失の病態をシッカリ鑑別するべし
> - ☑ 意識障害　：意識は全く改善しない⇒意識障害
> - ☑ 失神発作　：意識消失は数分だけ，その後は速やかに改善
> - ☑ けいれん発作（目撃なし）
>   ：けいれん時は意識が消失するが，その後もうろう状態となり5～15分かけ徐々に意識が改善してくる

◆身体所見でけいれんが断定できるかもしれない

　しかし，病歴だけでけいれん発作と本当に断言してよいか迷う事例もあります．その際にけいれん発作を予測しうるポイントが3つあります．

　1つ目のポイントが**てんかんの既往歴**です（『てんかん』と『けいれん』の違いは次ページのtea time参照）．過去にてんかんの既往があれば今回のエピソードがけいれん発作の再発である可能性は濃厚です．しかし救急隊到着時に意識がない場合は本人から既往が確認できないこともあります．また周囲の人は既往歴を知らないこともあります．

　そのような場合に役立つ2つ目のポイントが"**舌咬傷**"です．特に舌の側面に咬傷があれば，99％でけいれん発作と断言できます（**図3**）[1]．

　最後に3つ目のポイントは**けいれんの目撃情報**です．今回は倒れた瞬間の目撃がありませんが，それでも本当に目撃情報がないか確認してみてください．目撃者がいなくても諦めてはいけません．例えば，今回はパチンコ店内での発症ですので，監視カメラがイベントレコーダーとして活躍する可能性はとても高いです．

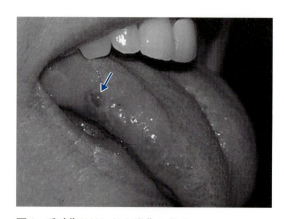

図3　舌咬傷はけいれん発作のサイン
（巻頭 Color Atlas 参照）

てんかんの既往，舌咬傷も重要ですが，何よりけいれん発作がビデオに残っていればこれ以上の証拠はありません．このような搬送現場でしか入手できない情報で，かつ診断や対応に直結するようなものは徹底的に確認する必要があります（図4）．

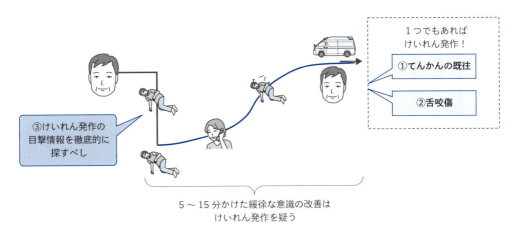

図4　①～③の3つの情報のうち1つでもあれば，けいれん発作を疑う

『けいれん』と『てんかん』の医学用語の使い分け

　馴染みのある医学用語として，『胸痛』と『心筋梗塞』の使い分けは…
- 救命士の目の前で胸を押さえ苦しんだ⇒『胸痛』発作を起こした
- 循環器科でカテーテル治療を受けている⇒『心筋梗塞』の既往がある

　つまり『胸痛』は症状で，『心筋梗塞』は病名です．救急車内で胸を押さえても『心筋梗塞』とは呼びません．カテーテル治療を受けている『胸痛』の既往も違和感があります．

　そして『けいれん』は症状で，『てんかん』は病名になります．そのため

- 救命士の目の前で全身震えた⇒『けいれん』発作を起こした
- 異常脳波が見つかり処方を受けている⇒『てんかん』の既往がある

　と使い分けます．救急車内で全身震えても『てんかん』ではないし，異常脳波があり処方を受けていても『けいれん』の既往とは言いません．搬送依頼の時には，症状は『けいれん』発作，既往歴は『てんかん』と使い分けましょう．

第1局面 搬送依頼前 ～どのような情報が必要か？～

目撃のないけいれん発作を疑った場合に第1局面で集める情報は次の通りです．

- ☑ 意識消失の前後のブラックボックスを開ける
- ☑ 舌咬傷の有無を確認する
- ☑ てんかんの既往歴を確認する
- ☑ けいれんの目撃情報を徹底的に調べる

では今回の事例の続きを，第1局面の情報に注意してみていきましょう．

事例

50歳　男性　病態：●●●

パチンコ屋で意識を失い，店員が呼びかけても発症後10分間は反応がなく救急要請．発症15分ほどしてから徐々に発語可能となり20分後には完全に覚醒していた．

現場到着時：意識クリア，バイタルサインは安定，舌咬傷はなかった．
既往歴：<u>てんかんの診断で処方を受けている病院あり</u>

店長にお願いして監視カメラを確認すると全身性のけいれんを10秒ほど起こし椅子から崩れるようにゆっくり倒れていく様子が確認された．

このようなエピソードから今回の病態はけいれん発作と判断されました．では，第2局面で搬送すべき適切な医療機関はどこになるでしょうか？

第2局面 搬送依頼中 ～搬送病院の決定と，電話依頼～

患者情報から，抗てんかん薬を処方されている病院は現場から30分以上かかる脳外科病院でした．一方，5分で搬送が可能な救急総合病院が近くにあります．どちらが搬送先として適切か考えてみましょう．

Q A病院：抗けいれん薬を処方されている脳外科病院（搬送時間：30分）
　　B病院：初診の救急総合病院（搬送時間：5分）

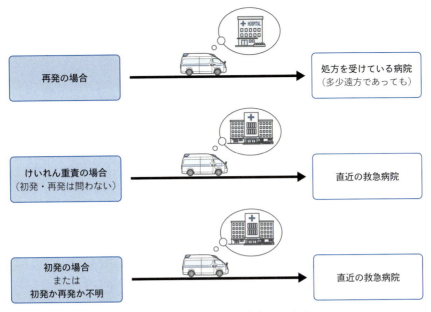

図5 けいれん発作の再発状況に応じて，搬送病院を選定する

　正解は，**多少遠方であっても，処方を受けている脳外科病院**です．今回はけいれん発作の再発が強く疑われるため，処方薬の増量や変更なども考慮しないといけません．もし近隣の救急病院へ搬送した場合は，脳外科病院から診療情報を取り寄せる必要があります．さらに，受診後も脳外科病院へ紹介状を作成し，患者さんは後で脳外科病院へ再診しないといけない負担が発生します．

　ただし例外として，けいれんが継続している場合や，けいれんを数時間に何度も繰り返している場合は『**けいれん重責発作**』のため直近の救急病院へ搬送します．医療情報が少なくても，早く抗けいれん薬を静脈投与してけいれん発作を止めることが優先されるためです．

　なお，**けいれん発作が初発**であったり，もうろう状態が継続し**初発か再発か不明な場合は直近の救急病院への搬送**とします（図5）．

◆ 搬送依頼の電話ではどう伝えるべき？

　では，処方歴のある脳外科病院を選定した場合と，発作を繰り返しけいれん重責発作となり直近救急病院を選定した場合と，さらには，初発か再発か不明な場合の3種類のキメゼリフを考えてみましょう．

> **今回のキメゼリフ**
>
> ＜再発の場合＞
> 「けいれん発作の患者さんの搬送依頼です．貴院にてんかんで通院・処方歴があります．今は発作は消失していますが受け入れいかがでしょうか？」
>
> ＜けいれん重責の場合＞
> 「けいれん重責発作の患者さんです．現在もけいれん発作を繰り返しております．直近貴院への受け入れいかがでしょうか？」
>
> ＜初発か再発か不明な場合＞
> 「既往歴不明のけいれん発作を疑う患者さんです．発作は消失しています．受け入れいかがでしょうか？」

ポイントは10秒以内で病態"けいれん発作（またはけいれん重責発作）"と搬送理由"処方歴がある（あるいは直近である）"ことを伝えるコトです．さらにけいれんの"継続（または消失）"は重症度にかかわる大切な情報なので伝えるようにしてください．

◆意識消失の病態を絞り込めないとき

目撃情報が極端に少なく，失神とけいれん発作の区別ができない事例も時には認めます．既に道で倒れていた患者を発見し，通行人が救急要請．しかし通報者も患者本人もいつから倒れていたかわからない場合もあるでしょう．このようにどうしても病歴から『失神』と『けいれん発作』が区別できない場合は，失神の対応が可能な**循環器科**とけいれん発作の対応が可能な**脳外科**の両方がある救急病院への搬送が望ましいです．

またけいれん後のもうろう状態が続いており，『けいれん発作』と『意識障害』の判断ができない場合は両方の可能性を考えた対応となります．けいれん発作は中枢性疾患ですが，意識障害は中枢性と代謝性の両方の可能性を考え，**脳外科も内科もある救急病院への搬送**が望ましいでしょう．

第3局面　搬送依頼後　〜病院到着まで何ができるか？〜

いよいよ病院も決定し患者の搬送となります．搬送中は，一旦消失したけいれん発作が再発する可能性があります．けいれん発作の再発時には呼吸が止まりチアノーゼとなるため酸素投与は考慮してもよいです．ただし酸素投与したからといって早くけいれん発作が止まるわけではないため，流量は多くても少なくても構いません．注意点として，ゴム紐の酸素マスクを着け仰臥位でいると，嘔吐時に誤嚥するリスクがあります．そこでバッグバルブマスクを密閉せず酸素投与して，発作消失後にチアノーゼが改善すれば酸素Offとするのがよいでしょう．

なお，けいれん発作時の**録画画像**があると診断に非常に役立ちます．発作の画像は抗てんかん薬の処方決定に有力な情報となりますので，可能な範囲で録画にチャレンジしてください．撮影時はけいれん発作時に両手足の状況をシッカリ見たいので，全身像を撮り，どうしても四肢がフレームアウトするなら移動しながら全身を撮るなどの工夫があれば最高です．

　そして最後にけいれん発作の引き金となるエピソードを確認しましょう．けいれん発作の原因の多くが，**処方薬の飲み忘れや不規則な生活，飲酒**です．けいれん発作患者の数％が**旅行者**なのは，旅行がこれらのすべての要素を含んでいるためです．

◆発症から10分以内に現場到着した場合…

　今回の事例は発症から20分以上経過しており，現場到着時は意識清明でした．しかし発症から10分以内に到着した場合はもうろう状態が継続している可能性があります（図6）．この場合は救急車内で徐々に意識障害が改善してきます．その改善のエピソードは搬送後の病院へ申し送りましょう．**発作後もうろう状態の確認**は，けいれん発作の目撃情報がなくてもけいれん発作を疑う重大なヒントとなります．ブラックボックスを開けることができるのは救命士しかいません．皆さんの情報が患者マネジメントに大きく影響するのです．

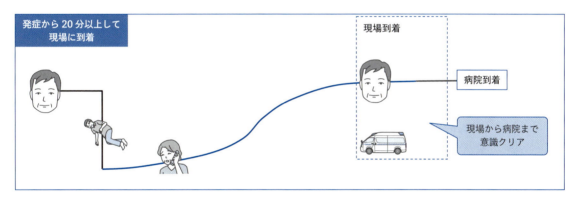

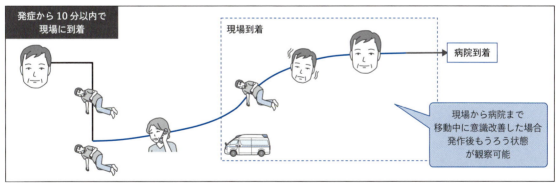

図6　10分以内で到着した場合は発作後もうろう状態からの改善を確認

第5章

> けいれん患者の搬送までの観察項目と対応のポイント
> - ☑ 車内けいれん時
>   - □ バッグバルブマスクを密閉せずに酸素投与
>   - □ けいれん発作の画像を録画（可能であれば）
> - ☑ けいれん発作の原因となる病歴を確認
>   - □ 薬の飲み忘れ，□ 睡眠不足，□ 飲酒，□ 旅行　など
> - ☑ 10分以内で到着した場合は発作後もうろう状態からの改善を確認

では最後に救急搬送・戦略図を確認しましょう（**図7**）．

けいれん発作は，発作の目撃があれば搬送病院の選定や対応は難しくありません．一方で今回のように目撃情報が乏しい場合でも，ブラックボックスを開けることでけいれん発作と判断して，搬送病院を決定することができることを覚えておいてください．

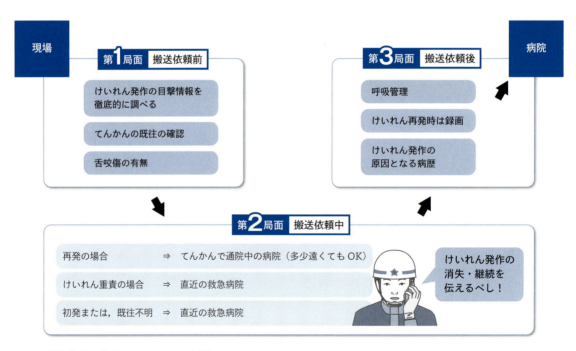

図7　救急搬送・戦略図＜けいれん発作疑い＞

まとめ

- ☑ 意識消失後から10〜20分かけ徐々に戻ってくる病態はけいれん発作を疑う
- ☑ けいれん発作を疑ったら，けいれんの目撃情報，てんかんの既往，舌咬傷を探すべし
- ☑ けいれん発作と失神，けいれん発作と意識障害の鑑別がどうしてもできない場合は両方の可能性を考えてマネジメントする
- ☑ 再発のけいれん発作であれば，多少遠くても処方歴のある病院へ搬送する
- ☑ 搬送中はけいれん発作再発に留意し，発作後もうろう状態を観察する

文献

1) Sheldon R, et al：Historical criteria that distinguish syncope from seizures. J Am Coll Cardiol, 40：142–148, 2002

救命士の翻訳作業

電話で搬送依頼するのはとても技術のいる仕事です．そのコツは病態と搬送理由を10秒で言い切ることと解説しました．そのために救命士は患者さんの訴えを一度理解して，医学用語へ"翻訳"して病態を医師へ伝えないといけません．例えば…

例1：気を失って倒れていた患者さん，話を聞くと数秒の意識消失発作だった
⇒「失神の患者さんです」
例2：気を失って倒れていた患者さん，舌咬傷あり車内で徐々に意識が改善してきた
⇒「けいれん疑いの患者さんです」
例3：気を失って倒れていた患者さん，意識がずっと3桁
⇒「意識障害の患者さんです」

これをすべて「気を失って倒れていた患者さんです．主訴はありません」とするのは不十分な搬送依頼です．救命士の電話コンサルト前にする仕事は，患者情報（患者や家族の台詞）を，病態（医学用語）に翻訳することなのです．

意識編

第6章 JCS 3桁で脳外科に搬送してよいとき，ダメなとき

本章も意識を失ったエピソードです．今回も担当救命士になりきって対応してみましょう．

> **事例**
> 60歳　男性　病態：●●●
> 家族と昼食中に突然意識を失った．けいれんはない．
> 発症15分後に現場に到着しJCS 200であった．

この事例の病態は何でしょう？ そして，どのような医療情報が必要でしょうか？ また適切な医療機関はどこでしょうか？

今回の事例は現場到着時もJCS 200であることから，病態は『意識障害』と判断しました．本章では，意識を失ったエピソードのうち『意識障害』の病態の理解と，第1局面・第2局面の現場対応について確認してみましょう．

まず意識障害は2つの原因に分かれます．脳卒中が原因である"**中枢性**"意識障害と脳卒中以外の"**代謝性**"意識障害です．中枢性は脳外科で代謝性は内科で対応となるため二者の鑑別は搬送病院の選定に影響します．まずは，この2つの意識障害について詳しくみていきましょう．

◆中枢性の意識障害をきたす病態

中枢性の意識障害は**脳出血**や**脳梗塞**が原因です．一般的に脳出血や脳梗塞は軽症〜中等症の場合は麻痺症状をきたすものの意識障害は起こりません（**図1**）．しかし重症の巨大な脳梗塞や脳出血の場合は脳ヘルニアを起こし"二次的"に意識障害となります（**図2**）

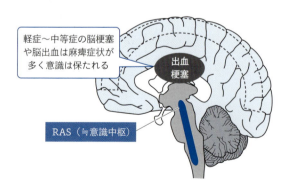

図1　脳卒中の主な症状は麻痺

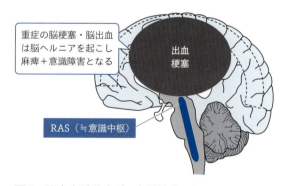

図2　脳卒中が重症だと意識障害となる

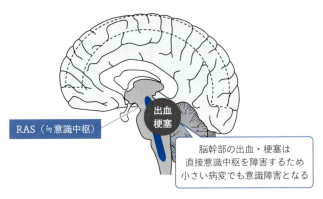

図3　脳幹の出血や梗塞は小さな病変でも意識障害をきたす

　一方で脳幹近傍の脳幹梗塞・脳幹出血は病変が小さくても意識障害となります．これは脳幹部の意識中枢が出血や梗塞で直接障害されるためです（図3）．ただしこのような脳幹部卒中は脳卒中の全体の数％であり比較的稀な病態となります．

中枢性意識障害のメカニズム
- ☑ 多くの脳卒中は麻痺症状があっても意識障害をきたさない
- ☑ しかし重症で巨大な脳梗塞・脳出血は意識障害をきたす
- ☑ 例外として，脳幹梗塞・脳幹出血は小さな病態でも意識障害となる

◆代謝性の意識障害をきたす病態

　代謝性の意識障害は**低血糖**が有名です．脳細胞の活動にはブドウ糖がエネルギーとして必須です．そのため低血糖状態は全脳細胞が活動低下し意識障害となります．低酸素血症も同様に脳細胞が酸欠で活動低下し意識障害となります．急性薬物中毒では中毒物質による脳細胞の活動低下が起こり意識障害となります．このように代謝性の意識障害はさまざまな原因で脳細胞全体の活動低下することで引き起こされます（図4）．

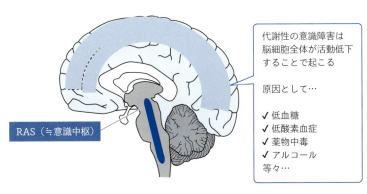

図4　代謝性意識障害の病態

> 意識障害のメカニズムの比較
> - ☑ 中枢性⇒脳出血・脳梗塞自体が意識中枢を障害することで意識が悪くなる
> - ☑ 代謝性⇒さまざまな内科疾患で脳細胞全体が活動低下し意識が悪くなる

さて意識障害のメカニズムをふまえて，第1局面で必要な情報を考えてみましょう．

第1局面　搬送依頼前　～どのような情報が必要か？～

「食事をとらずにインスリンを使い，徐々に意識が悪くなった」
「患者さんの傍らに空の薬包が大量にあった」
　そんな情報があれば，意識障害が中枢性か代謝性かの鑑別は難しくありません．しかしこのような情報がなく，意識障害の原因がはっきりしないことも珍しくありません．
　そこで搬送現場で確認できる，中枢性と代謝性の意識障害を鑑別できる3つの所見を紹介します．それが①**意識障害までの時間**，②**瞳孔所見**，③**血圧**です．

　1つ目が**意識障害までの時間**です．中枢性の場合は突然発症で急速な意識障害となりますが，代謝性の場合は意識障害までに緩徐な経過をたどります．患者本人から病歴は取れないので，周囲の人間から意識障害が『突然』なのか『緩徐』なのかを確認します．やはり答えはブラックボックスの中にあります（図5）．
　2つ目が**瞳孔所見**となります．瞳孔不同[注1]を認めた場合は，この瞳孔所見"だけ"で強く中枢性疾患を疑います．ただし瞳孔不同がなかった場合や縮瞳や散瞳では，中枢性か代謝性かの鑑別はできません（図6）．

*注1：瞳孔不同は左右の瞳孔径が1 mm以上差がある場合を指します．英語でanisocoliaと表記されるため，通称「アニソコ」とも言われます．

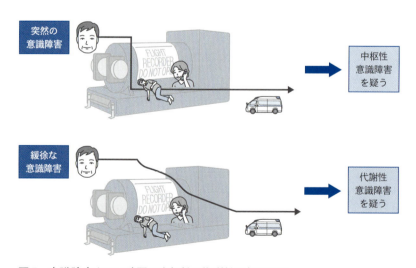

図5　意識障害までの時間で中枢性と代謝性を鑑別する

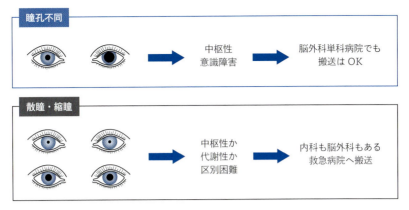

図6　瞳孔所見による中枢性と代謝性の鑑別

そして最後に3つ目が**血圧**です．収縮期血圧が180 mmHg以上であれば強く中枢性を疑い，90 mmHg未満であれば代謝性を強く疑います．なお，180〜90 mmHgの場合はどちらとも言えませんので注意してください．

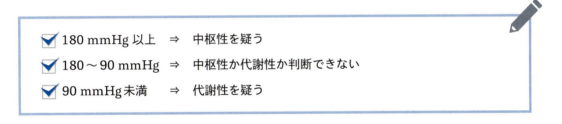

これら3つの所見：①突然の意識障害，②瞳孔不同，③収縮期血圧≧180 mmHg，のうち**1つでも認めれば中枢性の意識障害を疑います**．例えば，①発症の目撃なし，②瞳孔不同あり，③収縮期血圧：160 mmHgであれば，②だけでも中枢性疾患を疑い脳外科のある救急病院へ搬送する必要があります．

意識障害の第1局面で確認すべき中枢性を疑う3つの所見

①突然の意識障害　②瞳孔不同　③収縮期血圧 180 mmHg以上

＊以上のうち1つでも認めれば，脳外科のある救急病院へ搬送するべし

では，第1局面で確認すべき所見に注意しながら症例の続きを見ていきましょう．

> **事例**
>
> 60歳　男性　主訴：意識障害
>
> 家族と昼食中に突然の意識障害となった．痙攣はない．
> 発症15分後に現場に到着しJCS 200であった．
>
> 既往は高血圧と心疾患で内服治療を近医で受けている．
> ＜車内収容時のバイタルサイン＞
> 血圧：190/130 mmHg　脈拍数：70回/分　呼吸回数：20回/分　SpO$_2$：99％　体温：36.0℃
> 瞳孔：左3 mm/右3 mm（左右とも対光反射あり）

今回は意識障害が**突然発症**であり，収縮期血圧も**180 mmHg以上**であったため脳外科のある救急病院への搬送が決まったことを家族へ説明することになりました．さらに事例の続きを見ていきましょう．

第2局面　搬送依頼中　～搬送病院の決定と，電話依頼～

救命士	「今回は脳卒中など頭の病気の可能性があります．脳外科のある救急病院≪A病院≫へ行きましょう」
患者家族	「かかりつけの≪B病院≫の主治医の先生は10年来のお世話になっています．脳外科はありませんが，総合病院である≪B病院≫ではだめですか？」

Q どちらへ搬送すべき？

≪A病院≫　脳外科のある救急病院（到着まで10分）
≪B病院≫　脳外科はないが内科主治医のいる総合病院（到着まで10分）

救急隊はA病院（脳外科あり）を提案しましたが，家族はかかりつけB病院（脳外科なし）を希望しています．どちらの病院を選定するべきでしょうか？

正解は≪A病院≫，脳外科のある救急病院を選定します．3つの所見のうち1つでもあれば中枢性意識障害を疑います．家族の希望のまま脳外科のない≪B病院≫に搬送しても，結果的に脳外科のある病院へ転院搬送となる可能性が高いです．

≪B病院≫⇒≪脳外科≫の転院搬送パターンは治療介入が遅れてしまい，意識障害をきたすほどの脳卒中であれば重症なことも多くこれは致命的です．そこで今回は初診でも脳外科のある≪A病院≫を選定することを家族に再度説明して搬送することにしました．

救命士　　「≪B病院≫には脳外科がありません．今回は突然の意識障害や血圧上昇があるため，脳卒中を強く疑いますので脳外科のある病院がよいと思いますよ」
患者家族　「わかりましたお任せします」

家族の理解も得られました．ではA病院への搬送依頼する際の今回のキメゼリフを考えてみてください．

今回のキメゼリフ

救命士　　「60歳の男性，意識障害の搬送依頼となります．食事中に突然の意識障害を認め，現場で血圧190 mmHg以上のため中枢性意識障害を疑っております．受け入れいかがでしょう？」
A病院　　「わかりました，お受けいたします．他のバイタルサインや所見を教えてください」

（中略）

A病院へ搬送が決定しました．最後に第3局面で病院到着までの対応を考えてみましょう．

第3局面　搬送依頼後　～病院到着まで何ができるか？～

中枢性意識障害は脳卒中でも重症の可能性が高いです．病態が増悪し突然の呼吸停止が起こるかもしれません．呼吸状態に目を配り，低酸素血症に備え酸素投与も考慮します．

また**瞳孔所見**に最初は異常がありませんでしたが，搬送中に変化が出る可能性があります．**病院到着まで5分ごとに確認**するとよいでしょう．

中枢性意識障害を疑う患者の搬送までの観察項目
- ☑ 突然の呼吸抑制・呼吸停止に注意
- ☑ 瞳孔所見を5分ごとにチェック

◆ **本症例のターニングポイント**

意識障害の患者さんでは原因が中枢性か代謝性かを搬送前にある程度推測することが必要です．そのための初期観察項目が①突然の意識障害，②瞳孔不同，③収縮期血圧≧180 mmHgです．これら3つのポイントを確認することが病院選定を決めるターニングポイントとなります．最後に救急搬送・戦略図を確認しましょう（図7）．

> **意識障害の搬送のポイント**
> ☑ まずはブラックボックスを開け病態が意識障害かどうか鑑別する
> ☑ 意識障害ならば中枢性か代謝性か鑑別をある程度絞り込み搬送先を決定する
> ☑ 鑑別は①突然発症，②瞳孔不同，③収縮期血圧≧180 mmHgが観察ポイント
> ☑ 1つでも所見があれば中枢性意識障害として脳外科のある病院へ搬送する
> ☑ 中枢性意識障害を疑えば，搬送までに呼吸状態と瞳孔の観察を怠らない

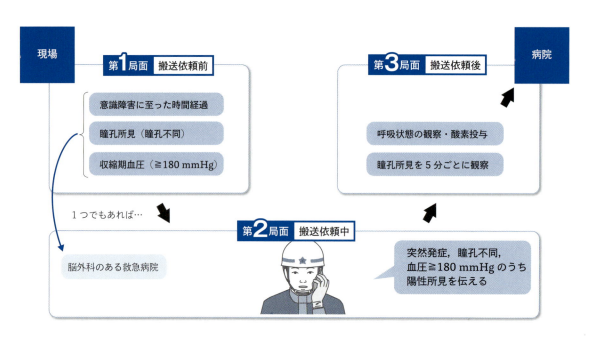

図7　救急搬送・戦略図　＜意識障害＞

救命士は診断できなくても，鑑別は考えるべし

巻頭の＜はじめに＞で，救急救命士が『できないといけない』ことは①必要な情報を集めること，②適切な病院へ搬送すること，の2つであることは述べました．さらに『できなくてもいい』ことは診断をつけることであり，救命士の仕事は，診断がつかなくても集めた情報から適切な病院へ搬送することであると結びました．

ところで，搬送事例検討会などでは「診断がAなので，今回の搬送対応はよかった…」あるいは「診断がBなので，もっとこうすればよかった…」といった議論も起こりますが，これは間違った指摘です．そもそも救急現場ではAかBかわからないのです．搬送現場では，「AとBの両方を想定して対応する」が正解なのです．

本書を読み進めても，一過性の意識消失や意識障害の"最終診断名"は出てきません．あの患者さんは結局なんの病気だったのだろう？と診断が気になるかもしれませんが，あえて載せていないのは，診断がつかなくても集めた情報から適切な病院へ搬送する意識をもってほしいからです．

一方でどのような診断を想定しているかは重要です．失神で鑑別を全く考えずに脳外科へ搬送するのはよくありません．心原性失神とそれ以外の失神を考えて搬送先を選ぶのが正解です．診断はつかないけれど，鑑別診断に挙がる責任臓器は考えて搬送先を決定するのです．

つまり救命士の仕事は
診断がつかなくても集めた情報から適切な病院へ搬送すること，改め
診断がつかなくても集めた情報から鑑別診断を考え適切な病院へ搬送すること，です

意識編

第7章 血糖値40 mg/dLは条件次第で搬送病院を使い分ける

> **事例**
> 60歳　男性　病態：意識障害
> 意識障害があり救急要請．現場到着時　JCS 10　血糖値：40 mg/dL
> ＜バイタルサイン＞
> 血圧：130/80 mmHg　脈拍：80回/分　呼吸数：16回/分　体温：36.3℃

今回も，どのような医療情報が必要か，適切な医療機関はどこか考えてみてください．

JCS 10で血糖値が40 mg/dLと低く今回は**低血糖発作による意識障害**を強く疑います．血糖測定は平成26年に救命士も自ら状況次第で実施可能となった医療行為です．初年度は6,662件/年間だったのが，平成28年には38,472件と約5倍に増加し静脈確保に続き2番目の頻度で行われる特定行為となりました．救命士も実施機会がとても多い血糖測定や低血糖について救命士が知っておくべき知識を復習してみましょう．

◆低血糖発作とは？

血液内のブドウ糖濃度低下により意識状態の変化をきたすのが低血糖発作です．そして救急搬送となる低血糖発作の9割以上は**薬剤**が原因です．インスリンや内服糖尿病薬が効きすぎてしまい血糖値が下がってしまうのです．したがって意識障害の患者では「**糖尿病の既往**」に加え「**どのような治療をしているか**」まで確認しないといけません．

低血糖の症状は軽いものでは不安・焦燥，周囲の人が「なんだか落ち着きがない」と表現します．中等症では認知障害，重症では意識障害となります．血糖値と意識レベルはある程度相関し，血糖60 mg/dLは軽症，50 mg/dLで中等症，40 mg/dL未満は重症と記載する教科書もあります（図1）．

教科書的には…	実臨床では…
血糖69〜60 mg/dL：軽症（不安・焦燥） 血糖59〜50 mg/dL：中等症（認知障害） 血糖40 mg/dL未満：重症（昏睡）	軽症（不安焦燥）⇒血糖 30〜60 mg/dL 中等症（認知障害）⇒血糖 30〜60 mg/dL **重症（昏睡）⇒血糖 60 mg/dL未満**
 血糖と症状の関連は参考程度	 救命士が血糖測定できるのは重症（JCS 10以上）の患者

図1　血糖値と臨床症状の関連性

しかし実臨床では個人差もあり数字はあくまで参考です．糖尿病患者さんの「少し認知症が進んだ…」という主訴で血糖測定すると 30 mg/dL ということも珍しくありません．逆に低血糖発作で昏睡に陥っていても血糖値 55 mg/dL ということもあり血糖値と症状の関連は参考程度です．

ところで，救急搬送される低血糖は軽症・中等症（JCS＜10）が半数で，重症（JCS≧10）が残り半数です．救命士が特定行為で血糖測定できる JCS≧10 の車内で診断がつく低血糖症例が半分で，残り半分は病院到着後に血糖測定されて低血糖の診断に至ります．

◆意識障害と血糖値の搬送現場での考え方

救命士が意識障害患者に血糖測定したときのアクションを考えてみましょう．まず，血糖値が 50 mg/dL 未満であれば**低血糖発作で間違いない**と判断し特定行為の**ブドウ糖投与**を試みます．一方で血糖値が 70 mg/dL 以上の場合は**意識障害の原因は低血糖ではない**と考えてください．その間の 50〜70 mg/dL の場合は搬送現場での診断は難しく**病院搬送後に診断**すると理解してください（図2）．

> ☑ 低血糖発作の9割が薬剤性でインスリンや糖尿病薬の効きすぎが原因
> ☑ 低血糖症状は，軽症：不安・焦燥，中等症：認知障害，重要：意識障害
> ☑ 血糖値と低血糖症状は必ずしも相関しないため，軽度の意識障害でも低血糖発作の可能性を考慮すること
> ☑ 意識障害で血糖 50 mg/dL 未満は低血糖発作と診断．70 mg/dL 以上は低血糖発作以外の原因を考える

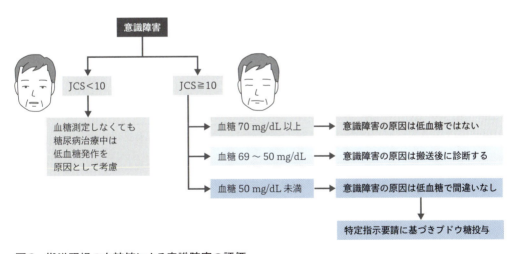

図2　搬送現場の血糖値による意識障害の評価

ここで総務省の「心肺機能停止前の重度傷病者に対する血糖測定及び低血糖発作症例へのブドウ糖溶液の投与」プロトコール（長い名称ですね…）を確認しましょう（図3）．JCS＜10のときも低血糖を除外しないこと，血糖値が50 mg/dL以上では低血糖発作以外の可能性を考えること，この2つはチャートにないですが救急現場で重要なポイントです．

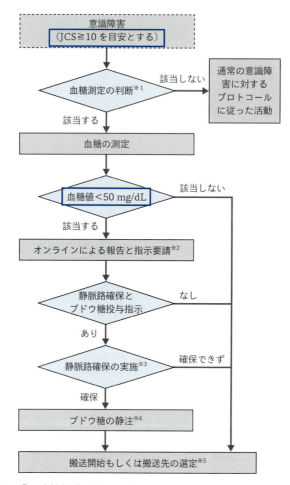

図3　「心肺機能停止前の重度傷病者に対する血糖測定及び低血糖発作症例へのブドウ糖溶液の投与」プロトコールの一例
※1〜5については次ページ参照
消防救第13号，医政指発0131第3号より引用

≪「心肺機能停止前の重度傷病者に対する血糖測定及び低血糖発作症例へのブドウ糖溶液の投与」プロトコール≫

1 基本的な事項
- 各地域の意識障害に対する活動プロトコールに組み込んで活用する．
- 状況によって，処置の実施よりも迅速な搬送を優先する．

2 対象者

（1）血糖の測定
①次の2つをともに満たす傷病者（※1）
- 意識障害（JCS≧10を目安とする）を認める．
- 血糖測定を行うことによって意識障害の鑑別や搬送先選定等に利益があると判断される．

※ただし，くも膜下出血が疑われる例などで，血糖測定のための皮膚の穿刺による痛み刺激が傷病者にとって不適切と考えられる場合は対象から除外する．

②上記①による血糖の測定後に，医師により再測定を求められた傷病者

（2）静脈路確保とブドウ糖溶液の投与
次の2つをともに満たす傷病者（※2）
- 血糖値が50 mg/dL未満である．
- 15才以上である（推定も含む）．

3 留意点
- 「静脈路確保とブドウ糖溶液の投与」は特定行為であり，医師による事前の具体的な指示を必要とする．（※2）
- 「血糖の測定」については特定行為ではないため具体的指示は必ずしも必要ない．ただし，血糖の測定を試みた場合は，オンラインMCの医師，もしくは搬送先医療機関の医師等に，血糖測定の実施とその結果等を報告する．（※2，5）
- 医師は，ブドウ糖溶液の投与の適応を確認し指示する．
- 静脈路確保にいたずらに時間を費やさないように留意し，静脈路確保が困難であると判断された場合などは，搬送を優先してよい．（※3）
- 穿刺針の太さ（ゲージ）は傷病者の状態等により選択する．（※3）
- 輸液の速度は，維持輸液（1秒1滴程度）を目安とする．（※3）
- ブドウ糖溶液の投与は50％ブドウ糖溶液40 mLを原則とするが，必要に応じて減量する．（※4）
- 傷病者の状況，観察所見，実施した処置，その結果等をオンラインMCの医師，もしくは搬送先医療機関の医師等に報告する．（※5）
- 医師の指示に応じ，血糖の再測定をしてもよい．

◆非薬剤性で低血糖となるメカニズム

　低血糖発作は薬剤性か非薬剤性か原因によって搬送先が変わります。そのため救命士は**多くの薬剤性低血糖に紛れた非薬剤性低血糖を見逃さないことが重要**です。そこで二者の鑑別に必要な低血糖が起こるメカニズムを復習しましょう。

　本来，人体は絶食でも低血糖にならない仕組みがあります。血糖値が低くなると肝臓のグリコーゲンからブドウ糖が血液内へ代謝され血糖値が維持されるのです。肝臓が正常に機能すれば1週間の絶食状態でも血糖値が40 mg/dL台になることはありません（**図4**）。

　次に薬剤性低血糖の場合は，インスリンや糖尿病薬が血管内から細胞へ糖を移動させます。肝臓からの代謝や食事のブドウ糖の供給以上に細胞内へ移動することで低血糖となります（**図5**）。これらの薬の多くは24時間以内に効果が消失しますので，薬剤性低血糖の治療はブドウ糖を追加供給して，薬が切れるのを待つことです。また再発予防は薬の減量です。処方の確認と調整のため**搬送先は処方を受けている医療機関を選択**します。

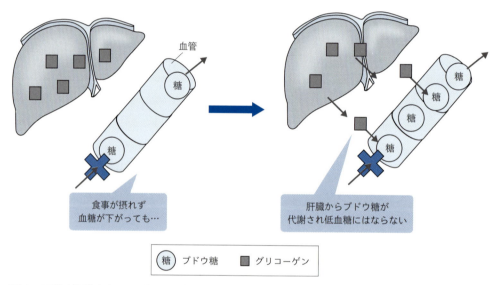

図4　正常（基礎疾患はなし）の場合の糖の代謝

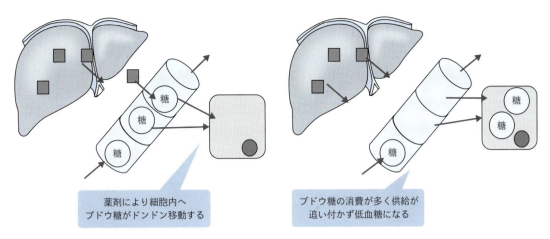

図5 薬剤性低血糖の場合

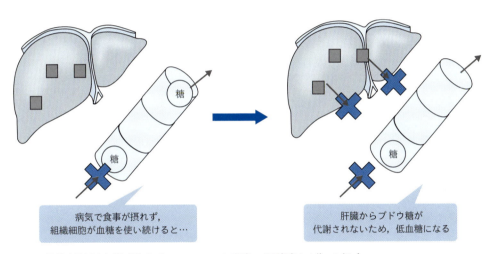

図6 非薬剤性低血糖（敗血症，アルコール疾患，肝障害など）の場合

　一方で非薬剤性低血糖は敗血症・アルコール多飲などの疾患が背景にあります．これらの病態では肝臓でグリコーゲンの蓄えが少ない，またはブドウ糖へ変換できないといったトラブルが起こります．このような背景に加え，病気などで食事が摂れなくなるとブドウ糖の供給が断たれてしまい低血糖となります（図6）．非薬剤性低血糖の治療は，背景にある糖尿病以外の疾患の治療も必要です．よって，**内科救急も対応可能な医療機関へ搬送**を考慮しないといけません．

　このように低血糖発作の原因が薬剤性か非薬剤性かで搬送先が変わります．では救命士は二者の鑑別をどのように実施すればよいでしょうか？

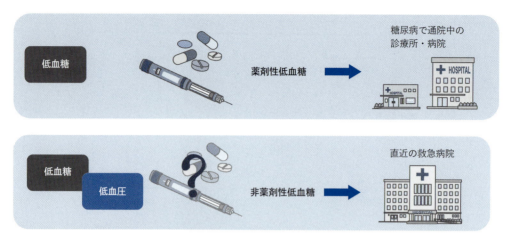

図7　薬剤性と非薬剤性の鑑別と病院選定

◆ 薬剤性と非薬剤性の鑑別法

　鑑別はとてもシンプル．**糖尿病治療を受けていれば薬剤性，受けていなければ非薬剤性**です．本人が意識障害で確認できなくても，薬剤性であれば救急要請をした家族や施設職員から糖尿病治療の詳細が確認できます．そして薬剤性低血糖であれば処方を受けている病院を選定します．

　一方で非薬剤性の場合は周囲に関係者がいない場合も珍しくありません．さらに血糖を補正しても意識障害が遷延し，糖尿病治療の有無やアルコール歴，肝疾患も確認できないこともあります．そのとき病歴以外で鑑別のヒントになるのが**バイタルサイン**です．

　一般的に低血糖発作ではカテコラミンが放出されるため，高血圧となります．血圧は個人差があり正常血圧のこともありますが，さすがに低血圧になることはありません．一方で非薬剤性の場合は背景の内科疾患が血圧低下を起こすことが多いです．そこで**低血糖＋低血圧の場合は非薬剤性の低血糖を疑い救急病院を選定します**（図7）．

第1局面　搬送依頼前　～どのような情報が必要か？～

　以上から低血糖発作で救命士が第1局面で集める情報は以下のようになります．

- ☑ 血糖値の確認と低血糖かどうかの判断
- ☑ 糖尿病で通院している医療機関の確認
- ☑ 糖尿病治療がインスリンだけなのか，内服治療を使用しているか（p.68参照）
- ☑ バイタルサイン（血圧低下は非薬剤性低血糖の疑い）

これらの情報を確認し，さらに第2局面でどの病院選定をするか事例の続きを確認していきましょう．

> **事例**
> 60歳　男性　病態：意識障害
> 来院日の朝に意識障害があり救急要請．JCS 10　血糖値：40 mg/dL
> ＜バイタルサイン＞
> 血圧：130/80 mmHg　脈拍：80回/分　呼吸数：16回/分　体温：36.3℃
> 妻から糖尿病で通院中でインスリンのみ使用していることがわかった（内服なし）．
> ブドウ糖投与の準備をしながら搬送先を選定することとなった．

今回は低血圧もなく，病歴からも薬剤性低血糖で間違いなさそうです．病院選定ではA：通院中の病院（診療所と病院と2つのケースを考えてみましょう）とB：直近の初診の救急病院が挙がりました．今回はどこへ搬送するのがよいでしょうか？

> **Q**
> A-1　糖尿病で通院中の診療所（無床）　　＜到着まで15分＞
> A-2　糖尿病で通院中の病院（有床）　　　＜到着まで15分＞
> B　　初診の救急病院　　　　　　　　　　＜到着まで5分＞

---

tea time

救急車の何％が無床診療所へ搬送しているか？

　平成28年度の医療機関への搬送人員数は約562万人でした．つまり全国の救急車が562万人もの患者さんを病院へ運んだわけです．ものすごい数字であり，救命士さんの仕事量の多さには脱帽です．
　この562万人のほとんどが有床の病院搬送ですが，入院設備のない診療所[*1]への搬送が約12万件ありおよそ2％に当たります．この2％が多いか少ないか？全国の病院数は約18万に対し，診療所は10万人，そこで働く医療者も同じ割合のため施設数や医師数でいえば，診療所にもっと救急患者を送ってもいいのではないかというのが筆者の意見です．2％はさすがに少なく，5％ぐらいでもよいと考えます．
　そこで必要なのがどの患者を診療所に送るかの救命士判断．本章の事例のような低血糖患者は診療所でも対応可能かもしれませんが，低血糖でない意識障害患者は病院搬送するなど事例ごとで医療機関を使い分けることが求められます．

[*1]：平成29年時点で日本の診療所は101,905あり，そのうち無床が94,563と全体の約93％を占めるため，診療所のほとんどは無床です．

第7章

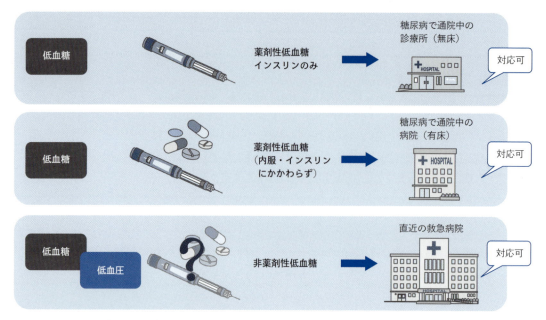

図8 インスリン以外の内服薬を考慮した病院選定

◆低血糖発作で入院が必要な症例

　搬送病院を決めるために低血糖患者の搬送後の経過を知っておきましょう．低血糖発作は数十分続いても速やかにブドウ糖を投与され意識が改善すれば，まず後遺症をきたすことはありません．そのため昏睡，血糖値40 mg/dLでも全例入院するわけではありません．

　入院が必要なのは初回血糖値や意識症状にかかわらず低血糖の再発リスクが高い場合です．例えば**アマリール®やファスティック®**といった内服薬を服用している場合は薬の代謝が遅いため低血糖症状が再発する可能性があり1泊2日で入院することが多いです．

　一方で糖尿病治療が**インスリンのみの場合は低血糖の再発は少なく帰宅経過観察**となります．実際は約半数の低血糖患者がインスリンのみのため帰宅となります．このような入院経過を踏まえ，搬送先で対応できる低血糖発作は**図8**のようになります．

　今回はインスリンのみであり糖尿病で通院中の診療所（または中規模病院）への搬送を第一選択とします．「**えっ！？ 診療所に救急患者を送っていいの！？**」という声が聞こえてきますので，その理由をさらに詳しく解説していきましょう．

◆低血糖発作を診療所へ搬送してよい理由

　低血糖患者搬送の大原則は，治療を受けている医療機関に搬送することです．救命士の立場としては，直近に救急病院があれば，初診でもそちらを選択したくなる気持ちはわかります．しかし治療を受けていない医療機関に搬送されると，医師の側は治療の内容を電話問い合わせで確認し，帰宅退院後は治療修正を含めて通院医療機関へ紹介する手間があります．

　また患者さんとしても糖尿病の処方を受けている医療機関に行けば，診断・治療・再処方が一度に行えます．ところが，初診の救急病院へ搬送されると，診断で検査が増え再処方のため通院先へ再診し，さらに医療費も多くかかってしまいます．

糖尿病患者を通院していない医療機関へ搬送してしまうことが，患者の負担，病院の負担，国の経済的負担など多くのデメリットとなることを知っておきましょう．

> **低血糖患者搬送の大原則**
> ⇒ **治療を受けている医療機関に搬送すること**

◆診療所の本音

一方で，治療を受けている医療機関に搬送依頼しても搬送拒否されることがあります．なぜキャンセルが起こってしまうのか，病院のホンネをこっそり教えると…

> **＜糖尿病治療中の診療所・中規模医療機関のホンネ＞**
> - 予約患者でいっぱいのため，飛び込みの救急患者は対応できない
> - 仮に自分の病院の薬の副作用だとしても，予約患者を待たせてまで対応は無理
> - 診療は慢性期疾患がメインで，救急車でくる急性期は診ない方針
> - 意識障害の原因が低血糖ではない可能性がある

実際は単純な低血糖発作の対応は時間も人手も必要としないため，搬送を受けるかどうかは主治医の度量次第です．しかし救命士が特定行為後も「(断られるから…)」と通院中の医療機関へ搬送せず，全例直近の救急病院に搬送してきたのも事実です．その結果，「血糖 30 mg/dL の意識障害で低血糖発作です」と救命士が診療所に連絡しても，「意識障害の原因が他にあるのでは？」と思われてしまい，搬送拒否が起こった可能性があります．

また，通院している医療機関をスキップし，低血糖患者を搬送依頼されてきた救急病院は救命士へ不信感を抱いています．「非薬物性低血糖で救急病院を選定したのであれば搬送受理するけど，薬剤性低血糖なら通院先へ搬送してよ…」「血糖測定をしてもしなくても搬送先は結局うちじゃないか…」というのが言葉にしなくても彼らのホンネです．

今さら通院中の医療機関，特に診療所へ搬送依頼を始めると，最初は電話で怪訝な声を聴いたり，搬送後も嫌な顔をされるかもしれません．しかし適切な医療機関へ低血糖患者を搬送することが，救命士の信頼を取り戻す唯一の方法です．

> ☑ 低血糖発作を全例直近の救急病院へ搬送し，救命士は病院の信頼を失ってきた
> ☑ 低血糖患者を通院中の医療機関へ搬送することが，救命士の信頼を取り戻す方法である

今回は，処方を受けている診療所へ搬送依頼することになりました．その際のキメゼリフを考えてみましょう．

第2局面　搬送依頼中　〜搬送病院の決定と，電話依頼〜

今回のキメゼリフ

救命士：	「●●救急です．<u>□□クリニックでインスリン処方患者さんの低血糖発作での搬送依頼です</u>」
看護師：	「確かに患者さんは当院で治療中です．まず先生につなぎますね」
医師：	「院長の□□です」
救命士：	「●●救急です．JCS 10の意識障害で血糖40 mg/dLでした．バイタルサインは安定しています．<u>静脈路確保とブドウ糖投与の許可と，そちらへの搬送はいかがでしょう</u>」
医師：	「（最近は救命士もブドウ糖投与できるのだったな…）私は指示を出すのは初めてだけど低血糖のようなのでブドウ糖は投与してください．意識が改善したら搬送を受けますので，また連絡してください」
	（数分後）
救命士：	「●●救急です，ブドウ糖投与後にJCS 10からJCS 0と完全にクリアになりました．受け入れいかがでしょうか？」
医師：	「低血糖のようですね．それでは搬送をお受けします」

　キメゼリフとしては搬送理由を最初の10秒で言い切ったよいプレゼンテーションです．しかし依頼先は無床の診療所で救急搬送も年に数えるほど．そのため血糖値だけでは搬送許可がもらえず，ブドウ糖投与後に受け入れが決まるなど回り道したかもしれません．

　それでも大原則どおり『**低血糖発作患者は処方先病院へ搬送をする**』ことができましたので，救命士のファインプレーとなりました．

　では最後に病院到着までの第3局面について確認していきましょう．

第3局面　搬送依頼後　〜病院到着まで何ができるか？〜

　今回はブドウ糖投与後に意識改善してからの搬送開始となりました．しかしブドウ糖投与後の意識を救急車内で確認しながら搬送することもあります．その場合は**意識状態を2〜3分ごとにJCS，またはGCSで評価**しましょう．

　そして搬送後の申し送りも「ブドウ糖投与後に意識がよくなりました」で済ませるのでなく，「投与前にJCS 100が，投与後2分でJCS 20，投与後5分でJCS 0となりました」と搬送記録用紙を見ながら具体的に伝えることが目標です．

また搬送までに病歴不十分だった場合は，ブドウ糖投与後に意識が回復し追加情報が得られることがあります．その場合は一般的な意識障害と同様に第1～第3局面において救命士しか知りえない情報を提供する『ブラックボックスを開ける作業』を継続して行いましょう．

◆本症例のターニングポイント

　低血糖発作は薬剤性か非薬剤性かの判断が第1局面で必要となります．そして薬剤性であれば原則どおり通院中の病院へ搬送依頼します．もし治療中の病院に断られても丁寧に依頼し続ける努力が必要です．また各医療機関のホンネを知り相手の立場に立つことが病院と救命士が信頼を築き上げる方法となります．最後に救急搬送・戦略図を確認しましょう（図9）．

まとめ

- ☑ 低血糖の原因は搬送先に影響するため，薬剤性か非薬剤性かを鑑別する
- ☑ インスリンだけであれば搬送後帰宅可能であり診療所でも対応可能
- ☑ 病院選定の大原則は治療を受けている医療機関に搬送依頼すること
- ☑ 低血圧があれば非薬剤性を考え，対応可能な病院を選定する

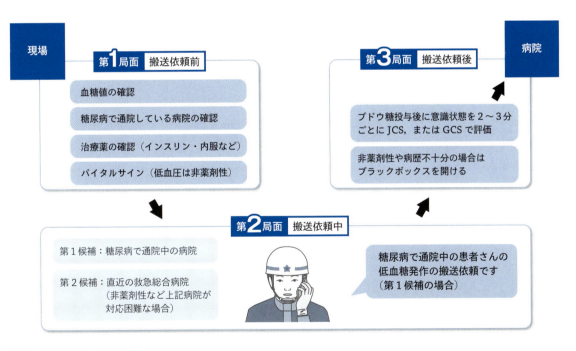

図9　救急搬送・戦略図<低血糖発作>

意識編

第8章 高齢者の意識障害を脳外科へ搬送すると半分は失敗する

今回は高齢者の意識障害です．現場救命士になりきって対応を考えていきましょう．

> **事例**
> 90歳　女性　主訴：意識障害　JCS 30
> 施設に入居中．職員が夕食時に部屋へ迎えにいくと意識が悪いため救急要請となる．
> ＜バイタルサイン＞
> 血圧：130/90 mmHg　脈拍：100回/分　呼吸数：20回/分　SpO₂：95 %　体温：38.0℃
> 瞳孔：（3＋/3＋），明らかな麻痺はない．血糖値200 mg/dL

どのような医療情報が必要でしょうか？ 適切な医療機関はどこでしょうか？

JCS 30の意識障害があり血糖値を測定しましたが，200 mg/dLのため低血糖発作は否定的です．瞳孔不同はなく，血圧も高くないため脳卒中とは言い切れません．

このように高齢者の意識障害では低血糖や脳卒中と言い切れない事例は大変多いです．このときヒントとなるのが発熱！ 今回の症例は38.0℃の発熱があり**感染症による意識障害**を疑います（図1）．

◆ 高齢者は感染症だけで意識障害となる

教科書には脳炎や髄膜炎などの中枢神経感染症の症状には意識障害と記載があります．一方で肺炎や胆嚢炎のページには咳嗽や腹痛症状はあっても，意識障害の記載はありません．しかしこれらの記載は一般成人の場合であり，高齢者は例外です．**高齢者の場合中枢神経以外の感染症でも意識障害をきたすことは大変よくあるのです！** その理由は高齢者特有の症状の出にくさにあります．

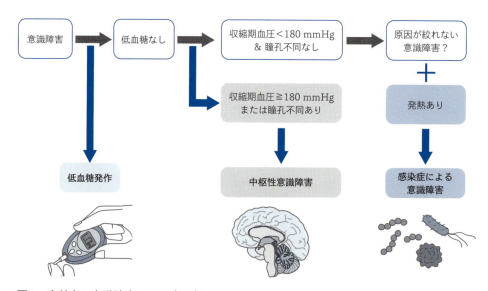

図1　高齢者の意識障害のアルゴリズム

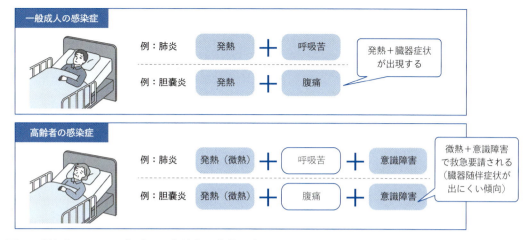

図2 感染症における一般成人と高齢者の症状の違い

　高齢者は発熱しても高熱にならない傾向にあります．さらに肺炎の呼吸苦，胆嚢炎の腹痛といった感染した臓器特有の症状も出にくい場合が多いです．こうした症状がはっきりしない場合，自分も周囲の人も気づかないまま病状が悪化・進行していきます．病状進行で食事量が低下し脱水も加わります．最終的には感染が重症化し意識障害という病態で搬送に至るというのが，高齢者の感染症が意識障害だけで搬送となるシナリオです（図2）．

◆高齢者の意識障害はベテラン救急医も診断は難しい

　では発熱のない高齢者の意識障害にはどう対応すべきでしょう？ 実際に発熱すらない高齢者の意識障害は特に診断が難しい病態で，ベテラン救急医でも救急外来で診断がつかないまま，入院させてしまうこともあります．

　したがって救命士が搬送現場で高齢者の意識障害の診断を絞り込めないのはよくあることだと認識ください．だからといって情報を集めなくてもよいわけではありません．むしろ難しい病態だからこそ情報収集が診断に重要になってきます．

　では高齢者の意識障害では，どのような情報が特に必要なのでしょうか？

◆必要情報その1　〜薬剤歴をチェック〜

　救急外来で診断がつかず経過観察入院となった意識障害の高齢者が，その翌日に特に治療していないのに覚醒し意識レベルクリアになることがあります．その多くは**薬剤性意識障害**です．高齢者にありがちなエピソードとして，認知症のため家族も本人も気がつかないうちに**睡眠薬**を飲みすぎてしまうことがあるのです．

　この薬剤性意識障害の診断で必要なのが『**薬の手帳**』と『**実薬**』．救命士が探して持ってきてくれれば，「残り20日分の薬が10日分しか残っていない…これは薬剤性意識障害！」とすぐに確認でき診断できます．『薬の手帳』と『実薬』両方を情報提供してください．

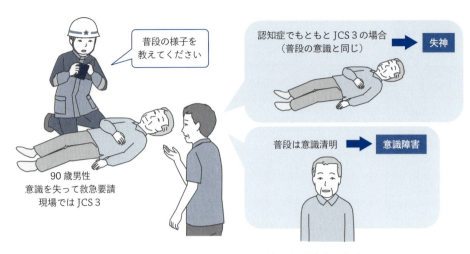

図3 高齢者は普段の意識状態を確認してから，失神と意識障害を判断する

　一方で，高齢者は薬を処方どおり内服していても加齢などによる肝機能障害・腎機能障害で代謝されず薬が効きすぎて意識障害となることも多いです．**正確な服薬でも薬剤性意識障害は否定できない**ことは知っておきましょう．

◆ 必要情報その2　〜普段の意識状態が重要〜

　高齢者の場合は，普段の意識状態を確認することが重要です．「90歳の男性で，意識が悪くなった」と救急要請され，現場に行くとJCS 3だったとします．普段は完全に意識清明であれば病態は『意識障害』です．しかし普段から認知症でJCS 3だった場合はどうでしょう？　また，JCS 300となって数秒で普段のJCS 3に戻ってきたのであれば『失神』です．

　このように高齢者の場合は**ベースの意識状態の評価**が病態評価に必要不可欠です．現場到着時には意識状態が"普段と比べてどうなのか"を確認して病態を判断をしましょう（図3）．

第1局面　搬送依頼前　〜どのような情報が必要か？〜

　では高齢者の意識障害で，第1局面に必要な情報を整理しましょう．JCS≧10なら血糖を測定し，低血糖がなければ，①収縮期血圧≧180 mmHg，②瞳孔不同，③突然発症の意識障害のエピソード，のいずれかがあれば中枢性を検討します．そして発熱は意識障害の原因となりますので忘れずに確認しましょう．発熱がなくても高齢者では投薬情報と普段の意識状態を特に注意しましょう．

高齢者の意識障害で，第1局面で特に収集すべき情報
- ☑ 血糖，血圧，瞳孔，発症形式など一般的な意識障害のエピソード
- ☑ 発熱（単独でも意識障害の原因となりうる）
- ☑ 投薬歴（薬の手帳）と実薬（両方を持参できるようにする）
- ☑ 『普段の意識状態』を確認し，突然発症か緩徐発症を評価する

では第1局面の情報を確認しながら事例の続きを見ていきましょう．

事例

90歳　女性　主訴：意識障害　JCS 30
施設に入居中．職員が夕食時に部屋へ迎えにいくと意識が悪いため救急要請となる．
<バイタルサイン>
血圧：130/90mmHg　脈拍：100回/分　呼吸数：20回/分　SpO$_2$：95％　体温：38.0℃
瞳孔：（3＋/3＋），明らかな麻痺はない．

施設職員「もともと，認知症が強いのですがいつもより元気がないのです」
救命士　「では，最後にいつもと同じだった時間はいつですか？」
施設職員「朝食時は特に訴えはなくいつもと同じだったと思います．昼食量がいつもの半分で心配
　　　　していました．そのときから少し調子が悪かった印象があります」
救命士　「薬の情報はありますか？」
施設職員「処方箋が本人のファイルにあります．また，薬は施設職員管理です．必要あれば持参し
　　　　ます」
救命士　「熱がありますが，朝はどうでしたか？」
施設職員「検温しないのでわかりません…．でも他に何か訴えや気になる症状もありませんでした」

　低血糖や，脳卒中・中枢性意識障害を疑う所見はありません．図1の高齢者の意識障害のアルゴリズムをもう一度ご確認ください．おそらく今回の事例は緩徐発症で発熱が感染症による代謝性の意識障害を疑います．では搬送先は次のどちらがよいでしょうか？

Q

A：通院処方を受けている総合病院（到着まで：20分）
B：直近の初診救急総合病院（到着まで：5分）

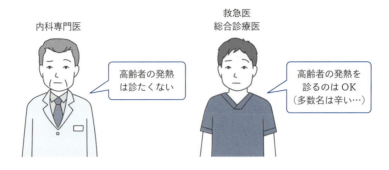

図4　発熱高齢者に対する医師のホンネ

◆搬送を受ける医師のホンネを探ってみよう

　病院選定にあたり，各病院の医師のホンネを明かします．
　まず，呼吸器内科や消化器内科などの**内科"専門医"**は自分が**臓器"専門医"**であり総合内科医ではないと思っています．よって管理している臓器以外の感染症は診たくないのがホンネです．搬送依頼時は発熱高齢者の原因臓器が特定できないことが多く，自科に通院中の発熱高齢者でも自分の専門臓器でない可能性があるため，診たくないと思うことが多いです．
　では，**救急医や総合内科医**のホンネはどうでしょう？ 近年は発熱の高齢者搬送は増え，自分たちがその初期対応をするという役割意識をもつ救急医や総合内科医が増えてきています．救命士もそのような病院へ搬送依頼する機会の増加を年々感じていることでしょう．発熱の臓器が絞り込めない場合に，通院先の総合病院より初診でも直近の救急総合病院を選択することが多くなるのは，こうした理由からです（**図4**）．

◆高齢者の搬送を救急医や総合内科医が見続ける弊害

　一方で発熱高齢者の搬送事例は増加し続けています．これらを全例救急医や総合内科医のもとへ搬送すれば，いずれは対応しきれない状況となります．患者が集中しすぎると医師の疲弊が起こる，本来診るべき患者さんが診られなくなる，といった弊害も起こり得ます．頻回に搬送依頼する病院は，他の消防隊も同様に搬送依頼している可能性が高いです．すべての救急隊が，同一の病院に高齢の感染症患者の搬送を集約しすぎるのは避けるべきです．
　そのため発熱高齢者では『**総合病院に通院歴があればまずは依頼する**』といった分散搬送の戦略がベターです．通院先が以前キャンセルされた病院でも，一度掛け合ってみることが必要です．一方で血圧低下や呼吸不全などバイタルサインの変化がある，そもそも通院先がないなどの場合は地域の基幹となる救急総合病院を選定するといった使い分けが理想です．

高齢者の発熱は依頼先を使い分ける
- ☑ A　通院先の総合病院：受診歴があるのであれば第1選択として選定する．ただし臓器専門医が主治医であれば他臓器感染のリスクのある高齢者の診察を苦手にしている本音もくみとるべし．
- ☑ B　直近の初診救急総合病院：バイタルサインの変化がある場合，通院先がない場合は第1選択とする．または通院先の総合病院のキャンセル時には搬送依頼を考慮する．ただしこの医療機関へに集約しすぎることが，地域医療の弊害となる可能性も検討する．

第2局面　搬送依頼中　～搬送病院の決定と，電話依頼～

では，それぞれの病院にどのように搬送依頼をするか，電話のポイントを確認し，キメゼリフを考えてみましょう．

◆高齢者の意識障害の電話依頼の3つのポイント

高齢者の意識障害の電話依頼は3つのポイントがあります．

ポイント1　『低血糖発作』・『脳卒中疑い』のキーワードは冒頭で使う

事例が，意識障害で血糖測定して血糖＜50 mg/dLであれば…，

「意識障害で血糖値が40 mg/dLの患者さんです」というのでなく
「**低血糖発作の患者さんです．血糖値が40 mg/dLでJCS 30です．…**」としましょう．

また麻痺や瞳孔不同があれば…，
「意識障害で片麻痺の患者さんです」というのでなく
「**脳卒中疑いの患者さんです．片麻痺があり，JCS 10です．…**」としましょう．

意識障害を使わずに済むのであれば，使わないのがポイントです．

- ・意識障害＋低血糖の陽性所見　→　『低血糖発作』
- ・意識障害＋脳卒中の陽性所見　→　『脳卒中疑い』

必ず上記のように翻訳して電話依頼しましょう．

ポイント2　陽性所見がなければ，『意識障害＋陰性所見』をプレゼンする

低血糖や脳卒中所見がなく，発熱していれば，冒頭は『発熱がある意識障害の高齢者です』とプレゼンをはじめます．その後に正常血糖，正常血圧などの陰性所見を続けます．

ポイント3　『よくわからない』『原因不明』はNGワード

『よくわからない意識レベル低下です…』，『原因不明の意識障害です…』というセリフは，救命士から『（情報収集を諦めました）』と言われたような気持ちに医師はなります．これらの言葉はNGワード，できるだけ使わないようにしましょう．

また介助者の言葉どおり『家族がいつもと違うと言い，救急要請されています』などと伝える救命士は，情報を整理・解釈していないと判断されます．『意識障害の患者さんです．ふだんJCS 2程度が，現在JCS 10程度です』と客観的な情報に翻訳しましょう．

> **高齢者の意識障害の搬送依頼の3つのポイント**
> ポイント1　『低血糖発作』・『脳卒中疑い』のキーワードは冒頭で使う
> ポイント2　陽性所見がなければ，『意識障害＋陰性所見』をプレゼンする
> ポイント3　『よくわからない』『原因不明』はNGワード

今回の症例は通院先の病院があり，搬送先に選定することになりました．では，3つのポイントに注意しながら今回のキメゼリフを考えてみましょう．

今回のキメゼリフ

救命士　「●●救急です．90歳女性で，38℃の発熱と意識障害の患者さんの搬送依頼です．貴院の□□内科で処方を受けております．JCS 30で血糖値は200 mg/dLです．明らかな麻痺や瞳孔不同はありません．血圧は130/90 mmHgで，数時間前から徐々に意識障害を起こしたようです．受け入れいかがでしょう？」
看護師　「内科医師に確認してみますのでお待ちください」
　　　　（数分後）
看護師　「確かに当院で通院していますね．まずは，お受けいたします…」

今回は通院先の病院への搬送が決定しました．今回のキメゼリフは3つのポイントを盛り込むため少々長くなりましたが，最初の10秒で病態＜発熱と意識障害＞と搬送理由＜処方歴あり＞を伝えていることが重要です．

では第3局面でどのような対応が必要となるかを最後に確認していきましょう．

第3局面 搬送依頼後 ～病院到着まで何ができるか？～

　病態が意識障害ではブラックボックスを開けることができるキーパーソンが必要です．施設職員や家族など同乗搬送をしてもらいましょう．

　また，高齢者の感染症ではまず帰宅は困難で多くは入院することとなります．重症感染症であることも珍しくないため**病状説明のために家族の来院は必須**です．時々，**施設職員を治療説明対象と考えている救命士もいますが，対象外ですので注意してください．**

　このように家族や職員の来院目的が，病状説明なのか意識障害の評価や診断目的なのかを救命士は意識するようにしましょう．

　高齢者の意識障害はこれまでの知識を総動員した『総合問題』です．さらに搬送病院の選定も事例ごとに検討が必要で救命士の能力が試されることが多いです．一筋縄ではいきませんが，経験を積みながら対応できるようになっていってください．では最後に救急搬送戦略図を確認してみましょう（図5）．

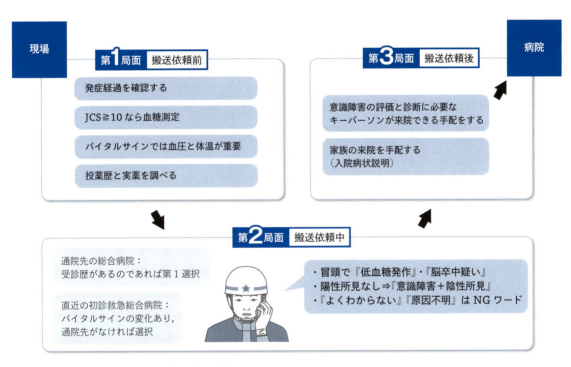

図5　救急搬送・戦略図＜高齢者の意識障害＞

まとめ

- ☑ 感染症による意識障害は高齢者でとても多い病態である
- ☑ 高齢者は症状が出にくく，感染症による随伴症状は乏しいのが通常である
- ☑ 通院している総合病院があれば搬送先の第1選択とする
- ☑ バイタルサインの破綻があれば直近の救急総合病院の選択も考慮
- ☑ 意識障害の評価と診断に必要なキーパーソンが来院できるように手配する

意識編

第9章 めまいは耳鼻科か脳外科か？

今回も現場救命士になりきって，搬送事例について考えてみましょう．

> **事例**
> 60歳　女性　主訴：めまい
> 起床時よりめまい症状があり改善乏しく救急要請した．

どのような医療情報が必要でしょうか？ また，適切な医療機関はどこでしょうか？

◆ "めまい"が回転性か非回転性か

一口に"めまい"と言ってもいろいろな病態があります．医療者は"めまい"と聞くと『回転性めまい』の病態を連想しますが，患者さんの訴える"めまい"はいつもそうとは限りません．貧血で立ち上がった瞬間に気が遠くなりそうな場合も"めまい"がすると訴えますが，これは非回転性めまいの失神様症状で『失神』の病態です．または肉親との死別など精神的ストレスにより"めまい"を訴えた場合も，非回転性で『倦怠感』の病態に近いでしょう．同じ"めまい"でも回転性か非回転性かによって原因臓器が異なるため鑑別が必要です．この鑑別は**病院選定に大きく影響するため救命士は"めまい"が回転性か非回転性かを見極めないといけないのです．**

ところが，病歴だけでどうしても"めまい"が回転性かどうか判断が難しい場合もあります．このときは**眼振を見てください**（tea time参照）．もし，**眼振があれば回転性めまいで間違いありません．**眼振がなければ，どちらか判断がつかないので，もう一度病歴を詳しく聞いて判断します．

そして搬送依頼時は，回転性であれば"めまい"（あるいは回転性めまい），一方で非回転性の場合はめまいという言葉を使わず，"失神前発作"とか"倦怠感"など翻訳して伝えるようにしましょう（図1）．

---

tea time

動画サイトで勉強する

近年はYouTubeなどの動画サイトの医学コンテンツが充実してきました．文章で理解できない身体所見も，百聞は一見に如かず．動画であれば一瞬でわかるものもあり，眼振がよい例です．検索ワードに『眼振』と入れると典型的な眼振所見が確認できますので一度見てみるとよいでしょう．

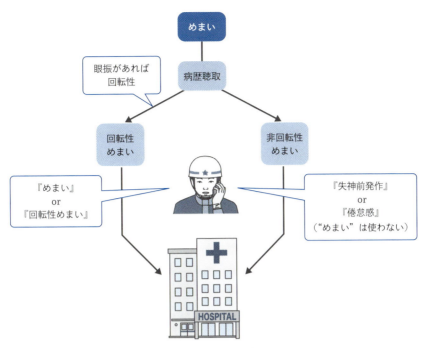

図1　病歴と眼振でめまいを回転性，非回転性と鑑別する

事例の続きです．今回の"めまい"は回転性か非回転性のどちらでしょうか？

> **事例**
>
> 60歳　女性　主訴：めまい
> 起床時よりめまい症状があり改善乏しく救急要請した．
>
> 患者　：朝から"めまい"がありました．こんなことは初めてです．動くと辛く何度か嘔吐したため，夫が心配して救急車を呼びました．
> 救命士：症状を具体的に"めまい"という言葉を使わないで説明してください．
> 患者　：寝返りするだけで世界が回るようで気分が悪くなり，吐いてしまいます．目を閉じてじっとしていると幾分楽なのですが，やはり寝ていてもぐるぐる回っている感じはあります．
> 救命士：では目を見せてください…
> （救命士は強い眼振を確認した）

今回の事例は病歴と身体所見（眼振）の両方から**回転性めまい**と判断し搬送先を決めていくことになりました．では次に回転性めまいの鑑別を考えてみましょう．

第9章　81

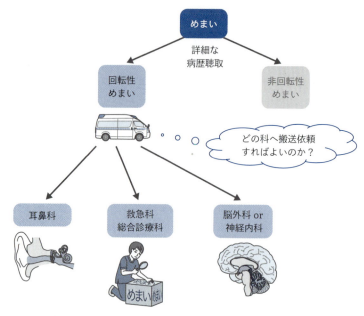

図2　回転性めまいは，どの診療科を選定するか？

◆回転性めまいの鑑別

　回転性めまいの原因は**末梢性（内耳性）**と**中枢性（脳卒中）**に分かれます．末梢性の場合は耳鼻科医が，中枢性の場合は脳外科医や神経内科医が対応可能です．ただし最初はどちらか診断がつかないため，初療は救急医や総合診療医が担当することも多いです．

　では，病院選定にあたり診療科の選択（図2）はどうすればよいでしょう？　そして選定のためには，どのような情報が必要でしょうか？

◆脳外科や耳鼻科へ搬送するめまい

　回転性めまいに**麻痺や構音障害**などの神経症状を伴えば中枢性めまいを疑います．一方で**聴覚症状**があれば末梢性めまいを疑います．聴覚症状とは「片方の耳が聞こえづらい」，「耳鳴りがする」といった症状です．これら以外の，頭痛・嘔吐・めまい症の既往・高血圧といった情報は，めまいが中枢性か末梢性かの診断には全く役立ちません．

　そこで救命士は麻痺・構音障害・聴覚症状を確認し，これらの症状があれば脳外科，ないしは耳鼻科へ向けて搬送できるのが理想です．しかし実臨床では残念ながらこれらの症状を伴わないめまいがほとんどです．その場合の搬送はどうすればよいのでしょうか？

◆選定のために各科のホンネを知るべし

　神経症状や聴覚症状を伴わない回転性めまいの各診療科のホンネを知っていれば，病院選定に役立ちます．そこで各科医師のホンネを確認してみましょう．

耳鼻科医は中枢性めまいで必要になる神経診察を苦手としています．そのため中枢神経評価は頭部CT・MRIに頼らざるを得ません．しかし画像で診断がつかない中枢性めまいもあります．一方で独歩で来るめまいの多くは末梢性で，耳鼻科外来を受診しためまい患者を診察するのは問題ないと耳鼻科医は考えています．しかし**救急車搬送のめまいは中枢性である可能性が外来受診より高くなるため，できるだけ診たくないのが耳鼻科医のホンネ**です．

　脳外科医や神経内科医は耳鼻科外来で行うような眼振や頭位変換試験など末梢性めまいの診察が苦手なことが多いです．救急搬送は外来より中枢性の割合は増えますが，それでも多くは末梢性めまいです．**耳鼻科診察が難しいので，救急車搬送のめまいの初療はご遠慮願いたい**というのが彼らのホンネです．

　このように耳鼻科と脳外科・神経内科は自分の得意な臓器のめまいは診断できても他の診療科の臓器のめまいの診断をとても苦手にしています．そのため両者ともに救急搬送される回転性めまいはできれば避けたいのがホンネなのです．では，救急医や総合診療医のホンネはどうでしょう？

　救急医や総合診療医は（めまいが得意な場合は），救急搬送された回転性めまいの患者の約半数は診断できます．診断がつけば末梢性の多くは帰宅，中枢性であれば脳外科・脳卒中科へ入院依頼となり対応は苦慮しません．一方で約半数の診断がつかないめまい患者のマネジメントに苦慮することがあります．

　また，めまい診断そのものを苦手にしている一部の救急医や総合診療医は，とりあえず耳鼻科と脳外科に両方コンサルトして方針を決めるという姿勢をとる場合もあります．いずれにしろ**救急車を受けるのはOKだけど，最終判断に困ることがある**…というのが救急医や総合診療医のホンネです（図3）．

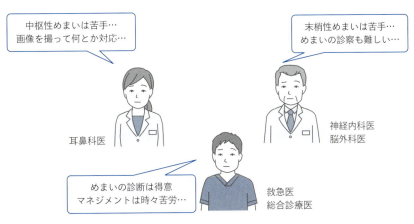

図3　めまい診療における各科のホンネ

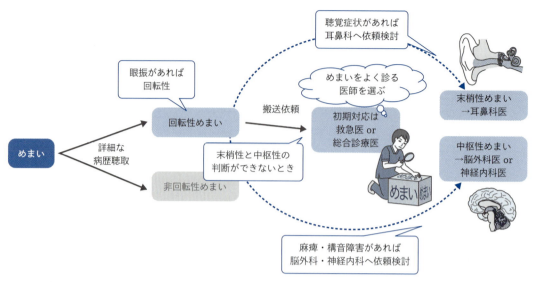

図4　回転性めまいの搬送病院選定

◆結局誰に診てもらう？

　各医師の心情を踏まえて，救命士は迷ったらめまいを"よく診ている"救急医か総合診療医へ搬送依頼するのが正解です（図4）．"よく診ている"医師かどうかは，搬送後に医師が**眼振**を一生懸命に診ているかどうかで判断してください．特に**フレンツェル眼鏡**（図5）を救急外来で使って眼振を診ている医師は，めまいを"よく診ている"医師といって間違いありません．

　眼振に加え神経診察や頭位変換試験を実施している場合は，"よく診ている"めまいが得意な医師と言えます．一方でこれらの診察をせず検査を行うだけで耳鼻科や脳外科にコンサルトしている場合は，めまいが得意でない総合診療医や救急医です．

　診療スタイルは院内であれば統一され個人差は少ないです．つまりめまいをよく診ている救急医がいれば，めまいをよく診ている救急科のある病院と判断してよいでしょう．どちらのタイプかは**搬送後や，病院実習のときにチェックしてみましょう．**

　そして，めまいをよく診ている医師がいる総合病院であれば耳鼻科や脳外科がなくても構いません．彼らは必要時に適切に院外コンサルトできるからです．逆に耳鼻科や脳外科がないので搬送応需できないというコメントがあれば，めまいをよく診ていないと判断します．

めまいを搬送するなら，こんな病院

☑ めまいの診察でフレンツェル眼鏡を使う
☑ 救急医・総合診療医が頭位変換試験や神経診察を丁寧にしている
☑ 必ずしも耳鼻科・脳外科がなくてもOK
　＊検査だけする，いつも耳鼻科または脳外科にコンサルトする病院は×

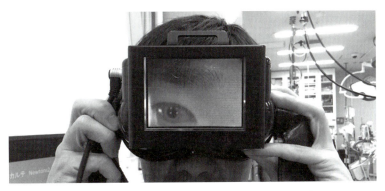

図5 当院の赤外線フレンツェル眼鏡（巻頭 Color Atlas 参照）
かけている本人は真っ暗で見えないが，赤外線のため診察者には目がよく見える．暗所で眼振が誘発されるだけでなく，患者本人も暗いところであれば開眼可能で診察しやすいというメリットがある．

◆歩けないめまいの多くは入院となる

診察や検査がすべて正常の場合，めまいの診断がつかないことはあります．その際に最終的に入院か帰宅かの判断となるのが，**歩行テスト．歩けないめまい症は原則入院**となるのです．そこで搬送時に歩行可能かどうかを知りたいのが満床病院の救急医のホンネです．

歩行可能なめまいは満床でも応需できますが，全く歩けない場合は入院が必要ですのでキャンセルせざるを得ない場合があるのです．

第1局面　搬送依頼前　～どのような情報が必要か？～

では病院選定に必要な情報をおさらいしていきましょう．まずは病歴で"めまい"が回転性か非回転性か判断します．もし眼振があれば，病歴で判断できなくても回転性めまいと判断します．そして回転性めまいであれば，聴覚症状（あれば末梢性）と，麻痺・構音障害（あれば中枢性）を確認しましょう．最後に歩行可能かのチェックを忘れないようにします．

> 以下の情報を第1局面でチェック
> ☑ 病歴ではめまいが回転性か非回転性か？
> ☑ 眼振があるか？（あれば回転性）
> ☑ 聴覚症状（あれば末梢性），麻痺・構音障害（あれば中枢性）
> ☑ 歩行障害がないか？

では今回の事例の続きをみていきましょう．

> **事例**
>
> 60歳　女性　主訴：めまい
> 起床時よりめまい症状があり改善乏しく救急要請した．
> 詳細な病歴と，眼振があったため回転性めまいと判断した．
>
> 既往：特記事項なし
> バイタルサインに異常なし．歩行はできそうにない．
> 診察では難聴はなく，麻痺や構音障害といった神経症状は認めなかった．

第2局面　搬送依頼中　～搬送病院の決定と，電話依頼～

今回の事例は回転性めまいと判断，しかし末梢性と中枢性の鑑別はできず，めまいをよく診ている救急・総合診療のある病院を選定しました．では，どのように搬送依頼するかキメゼリフを考えてみましょう．

> **今回のキメゼリフ**
>
> 救命士　「60歳女性，回転性めまいの患者さんです．眼振はありますが，聴覚症状や神経症状はありません．症状が強く全く歩けない状況です．受け入れいかがでしょう？」
> 医師　　「わかりましたお受けします．」

多くのめまい搬送は，現場レベルでは陽性所見が確認できないため，上記のようなキメゼリフとなることが多いです．では最後に第3局面の対応についてみていきましょう．

第3局面　搬送依頼後　～病院到着まで何ができるか？～

めまいは第1局面で集めた情報で搬送が決まれば，病院到着まで追加で集めないといけない情報は特にありません．また病態の急激な悪化やバイタルサインが急変することもほとんどありません．しいて挙げるのであれば，**めまいの患者さんは不安も強いため，安心させる，励ますなどの言葉がけができればよりよいでしょう**．では最後に救急搬送・戦略図（**図6**）を確認してください．

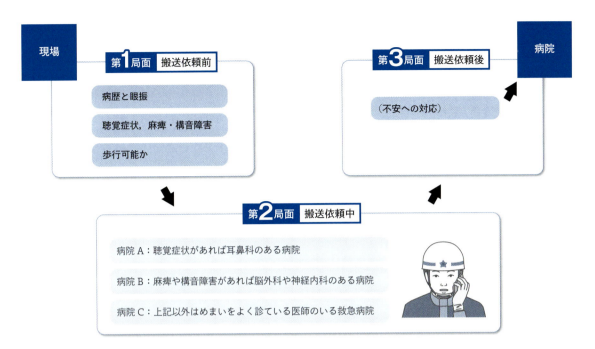

図6　救急搬送・戦略図＜めまい＞

- ✓ "めまい"という訴えを回転性か非回転性か判断すべし．眼振があれば回転性
- ✓ 聴覚症状があれば末梢性，麻痺・構音障害があれば中枢性を疑うべし
- ✓ 中枢性か末梢性か迷ったら，めまいをよく診ている医師のいる救急病院へ搬送すべし
- ✓ どの病院がめまいをよく診ているか事前に確認しておくべし
- ✓ 歩行可能かは入院帰宅の方針決定にかかわるため確認すべし

意識編

第10章 外科医だけに診せてはいけない外傷搬送

> **事例**
> 85歳　女性　主訴：右股関節痛
> 施設入居中．転倒し右股関節痛が出現，歩行困難なため救急要請
> 現場到着時に右下肢が短縮・外旋している状況．

どのような医療情報が必要でしょうか？適切な医療機関はどこでしょうか？

◆四肢外傷の病院選定は整形外科一択でOK？

　今回の患者さんは病歴と身体所見で**右大腿骨頸部骨折ないしは右大腿骨転子部骨折**を強く疑います．そのため搬送後は骨折の評価をして，骨折があれば整形外科での入院・治療となります．では病院選定は整形外科へ向けた搬送でよいでしょうか？

　もし躓いて転倒したという本人の訴えがあれば整形外科への直送は問題ありません．しかし失神やけいれん発作など一過性の意識障害が転倒の原因であれば，内科のない病院の整形外科への搬送はNGとなります．仮に外傷の原因が心原性失神であれば，術前に心臓の評価と治療が優先されるためです．では今回の転倒の原因について，病歴を聴取してみましょう．

> **事例**
> 85歳　女性　主訴：右股関節痛
> 施設入居中．転倒し右股関節痛が出現，歩行困難なため救急要請
> 現場到着時に右下肢が短縮・外旋している状況．
>
> 救命士　：「転倒した原因を知りたいので，受傷の状況を教えてください」
> 施設職員：「朝ごはんの時間でも食堂に来ないので部屋に行くと，ベッドの横で倒れていました．転倒した瞬間は誰も見ていません．本人は認知症があるのでどうして倒れたか聞いてもきちんと答えられるかどうか…」

◆外傷の原因を調べる方法

　施設入居の85歳であれば認知症で転倒の原因を訴えることができない場合もあります．このときは施設職員の目撃情報があればよいのですが，今回は確認できませんでした．このような状況で外傷の原因に内科疾患の有無を確認するにはどうすればよいでしょうか？

これには事細かに本人や周囲の目撃情報を集めて総合判断するしかありません．失神やけいれん発作など一過性の意識消失を示唆する情報を，ブラックボックスを開け徹底的に確認します．**外傷であっても，常に内科疾患の評価は必要です**．第3～5章で学んだ一過性意識消失を起こす病態の現場の評価が外傷でも生かされるのです．

◆バイタルサインに目を光らせる！

しかし病歴聴取でも外傷の原因がどうしても判断できない場合があります．そのときは**バイタルサインに目を光らせて**ください．もしバイタルサインの異常があれば，転倒の原因に内科疾患がある可能性を考えます．

例えば発熱があれば，感染症でふらつき転倒した可能性を考えます．呼吸症状も胸部外傷がないのであれば転倒の結果でなく原因を疑います．脈拍は外傷があれば疼痛で頻脈になることが多いですが，徐脈であれば心原性失神の可能性を疑います．

難しいのは**血圧低下**です．**外傷性出血による血圧低下**と，**もともと血圧低下があり結果的に失神発作を起こした可能性**の両方を考えないといけません．

もちろん外傷でもバイタルサインは異常となります．しかしそうでないとわかるまでは，常に外傷とは別の疾患の可能性を考え精査するのが理想です．バイタルサインの異常は，外傷と別の内科疾患の問題として情報を集めるのが現場救命士の役割です．

◆内科疾患があれば，2人分の搬送事例と考える

外傷単独でも大変なのに内科疾患の可能性まで評価するのは，とても手のかかる作業です．そこで，このような場合は1人で2人分の搬送事例であると考えます．災害事故で複数の傷病者を同時に搬送すると認識してください（**図1**）．

2人分を同時に対応するわけですから1人分より時間はかかるものです．そしてこのような複数問題の搬送もサラリと対応できるかどうかが，一人前の救命士であるかどうかの試金石となります．

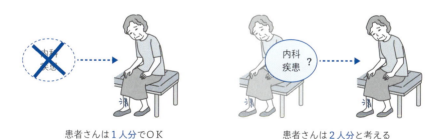

患者さんは1人分でOK　　　　患者さんは2人分と考える

図1　外傷＋内科疾患＝2人分の搬送事例

第1局面　搬送依頼前　〜どのような情報が必要か？〜

ここで搬送前に必要な第1局面の情報を再確認しましょう．まず外傷の評価をしながらも，原因に内科疾患がないか調べます．本人ならび周囲の目撃情報から失神やけいれんなどの内科疾患が外傷に潜んでいないかブラックボックスを開けます．さらにバイタルサインの異常がないかどうかチェックし，異常があれば内科疾患の存在を考えます．

> ☑ 外傷の評価＋原因となる内科疾患をチェック
> ☑ ブラックボックスを開け，失神やけいれんの可能性を評価する
> ☑ バイタルサインの異常は転倒の原因に内科疾患を考慮する

本事例の続きです．第1局面の情報を確認し，その後の対応を考えてみましょう．

事例

（続き）85歳　女性　主訴：右股関節痛
施設入居中．転倒し右股関節痛が出現，歩行困難なため救急要請
現場到着時に右下肢が短縮・外旋している状況．
病歴では外傷の原因に内科疾患があるかは不明だった．

＜バイタルサイン＞
血圧：130/80 mmHg　脈拍：90回/分　SpO$_2$：99％　呼吸数：16回/分　体温：36.0℃
JCS1（認知症はあるが，施設職員の評価ではいつもと変わらない）

◆病歴不明とバイタルサイン正常の場合の搬送先

今回は受傷時の病歴も不明で，バイタルサインも正常でした．このように評価をしても外傷の原因が不明の場合には何科へ搬送すればよいでしょうか？それを知るために各科が外傷患者にどのように対応するかを確認していきましょう．

まず**整形外科を含めた外科医は，外傷の原因追及が非常に苦手です**．そのため外傷の原因が不明な場合に整形外科"単科"病院は選定すべきではありません．では整形外科のある"総合"病院への搬送であれば背景に隠れている内科疾患が見つかるのでしょうか？

答えは『NO』です．**実は総合病院でも外傷の初期対応は外科医が始めることが多く，整形外科単科病院への搬送とあまり違いはありません**．外科医が内科疾患に気づかなければ，院内の内科医へコンサルトされず結局原因は見つからない可能性があります．

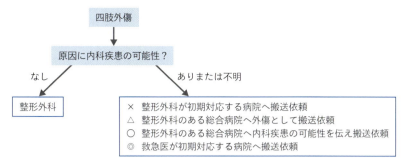

図2 四肢外傷の原因と搬送病院の選定

　そこで受傷原因が不明であれば，救急医が外傷を評価する総合病院へ搬送し，外傷も内科疾患も両方評価してもらうのが理想です．一方でそのような病院が地域になければ総合病院で外傷と内科疾患の両方の評価目的で依頼するのが正解です．このとき注意したいのは，『**内科疾患の可能性もある外傷です！**』とシッカリ伝えること．総合病院へ搬送しても外傷のみと判断され外科医のみの対応となっては不適切搬送となります（図2）．

◆頭部外傷でも対応は同じ！

　今回の症例は四肢外傷ですが，これが頭部外傷でも対応は同じです．外傷の原因に内科疾患の存在を評価し，内科の関与がないと断言できれば脳外科が初期対応する病院への搬送は可能です．しかし内科疾患の可能性があれば，救急医が初期対応する病院，ないしは外傷と内科疾患の両方の評価を含めた搬送依頼とします（図3）．

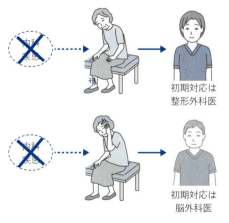
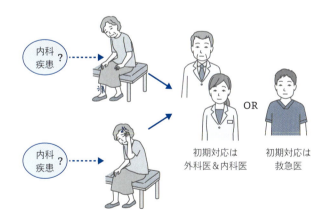

図3 どの医師が外傷の初期対応にあたるか

第2局面　搬送依頼中　～搬送病院の決定と，電話依頼～

今回の事例は原因不明の外傷と判断しました．救急医が初期対応する病院が近隣になく，内科と外科のある総合病院へ搬送することにしました．では今回のキメゼリフを考えてみましょう．

今回のキメゼリフ

> 救命士　「85歳の右股関節痛の患者さんで骨折疑いです．一方で外傷の目撃がなく骨折の対応だけでなく，外傷に至った原因評価を内科的にもお願いしたいです．貴院への搬送をお願いできませんでしょうか？」
> 看護師　「わかりました．担当医師に確認します」
> （数分後）
> 看護師　「当院の整形外科医は内科の可能性のある患者さんは対応できないとのことです．他の病院を当たってください…」
> 救命士　「わかりました…」

その後何件か同様の搬送依頼をして，ようやく4件目の病院で応需されました．

キメゼリフとして上記の救命士のプレゼンは完璧です．最初に患者さんの病態＜骨折＞，次に搬送理由＜外傷の原因に内科疾患の可能性＞を簡潔に伝えています．しかし結果として搬送困難例となってしまいました．このような対応は失敗だったのでしょうか？

◆キメゼリフが決まらない搬送困難例こそ真摯な対応を！！

今回の事例でキャンセルが続き搬送困難例になったのは複数科にまたがる病態のためです．では，キャンセルを避けるべく単科の事例であるかのようなプレゼンテーションでまずは受けてもらう戦略はどうでしょう？　つまりは…

> 「85歳の右股関節痛の患者さんで骨折疑いです．原因評価含め総合病院の貴院への搬送をお願いできませんでしょうか？」

としてみたり…

> 「原因不明の転倒の患者さんです．股関節痛もありますが転倒の原因の評価をまずは内科医師にお願いしたく，貴院への搬送をお願いできませんでしょうか？」

としてみたり…

しかし前者は疾病の，後者は外傷の見逃しとなる可能性があります．キャンセル多数で現場滞在時間が長引くことも患者不利益となりますが，情報不十分な搬送による見逃しの方が患者被害は甚大です．搬送現場で苦労はしても，模範例のキメゼリフで受けてくれる病院を探すのがベストな対応なのです．

第3局面 搬送依頼後 〜病院到着まで何ができるか?〜

搬送先が決まれば,病院到着まで外傷と内科疾患の2つの評価を同時進行します.骨折の固定や出血の創傷処置ができれば実施します.同時に失神やけいれんのリスクがないか病歴を再聴取する,あるいは,搬送中に意識消失の再燃や不整脈の出現がないかモニタリングすることも必要です.

「怪我をみたら病気を探せ!」これが外傷搬送のキーワードです.最後に救急搬送・戦略図を確認しましょう(図4).

まとめ

- ☑ 外傷症例は全例で内科疾患が原因にないか評価すべし
- ☑ 失神やけいれんの可能性を病歴と身体所見で確認する
- ☑ バイタルサインの異常は内科疾患の可能性を考慮すべし
- ☑ 内科疾患の可能性があれば,外科医が初期対応する病院への搬送はNG

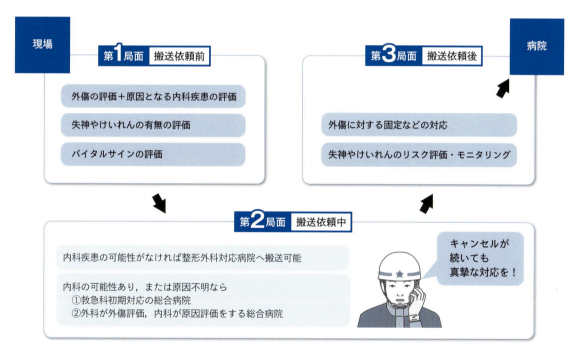

図4 救急搬送・戦略図＜外傷＞

小児編

第11章 小児のけいれんで，大人と違うところは？
　　　　同じところは？ ……………………………………………… 96

第12章 軽症の小児頭部外傷は
　　　　小児科？ 脳外科？ 救急科？ ……………………………… 104

小児編

第11章 小児のけいれんで，大人と違うところは？ 同じところは？

今回は小児のけいれんの搬送事例です．大人との相違点を意識して考えてみましょう．

> **事例**
> 2歳　男児　主訴：けいれん
> 要請10分前にけいれん発作があった．現場到着時，けいれんは止まっている．

どのような医療情報が必要でしょうか？ 適切な医療機関はどこでしょうか？

◆けいれんをマスターすれば，小児搬送の半分は対応できる

今回は小児のけいれん発作の搬送事例です．けいれん発作は小児科の搬送で最も多く全体の半分を占めます．次に多いのが頭部外傷で，その他の外傷（四肢の骨折や交通事故）と続きます（図1）．つまり怪我を除いた病気の小児科搬送は"けいれんの搬送"と言っても過言ではありません．ではなぜ，小児搬送はけいれんばかりなのでしょう？

◆子どもは救急車を呼べない

小児科で搬送依頼するのはいつも大人です．小学生が119をダイヤルすることは可能でも実際にはまずありません．つまり小児科搬送は，一般成人が『これは救急車を呼ばないといけない！』と思った事例に限るということなのです．

『高いところから落ちたから，救急車を呼ばないといけない！』と両親が心配して搬送依頼という事例が多いことが，乳幼児頭部外傷が2番目に多い理由です．一方で実際はこの頭部外傷の多くが軽症です．つまり『医学的な重症度』より『大人の心配度』が小児搬送の"きっかけ"なのです．

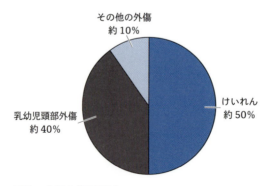

図1　小児の搬送理由

そのため，両親の心配度MAXの症状である『けいれん』が最多搬送となります．入院が必要な発熱患児を抱きかかえて"外来受診"する両親も，突然のけいれん発作では心配度MAXで"救急要請"となるのです．

◆小児けいれんは鑑別を考えなくてもOK

今回の事例では，けいれん発作の"目撃があり"救急要請となりました．一方で大人のけいれん発作の場合は"目撃がなく"救急要請されることもあります．そのため一過性の意識消失は，けいれん・失神・意識障害の鑑別をする必要がありました（第5章参照）．

しかし，**小児けいれんではこのような鑑別を考える必要は全くありません**．なぜなら小児の場合は"目撃のない"けいれんは稀だからです．小児けいれんのほとんどが乳幼児であり，親や大人の眼から離れ発症することは考えられません．そのため，小児けいれんは両親や保育士が"目撃"して心配度MAXで救急要請されます．

さらに，小児は脳卒中や心原性失神など血管イベントを起こすことはまずありません．脳性麻痺や先天性心疾患などの基礎疾患があり通院している患児は例外ですが，既往が特にない小児であれば，救命士は失神や意識障害の病態を考えなくてOKなのです（図2）．

このように大人と子どものけいれんの最も違う点は，**小児けいれんでは目撃もあり，さらに鑑別せずけいれん発作として搬送戦略を立ててよい**ということになります．ブラックボックスをこじ開ける，舌咬傷確認のため患児の口をこじ開ける必要はありません．

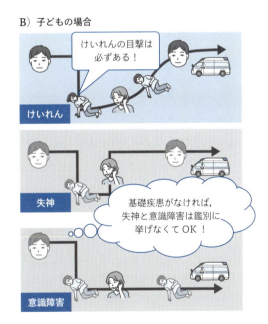

図2　大人と子どものけいれんの違い

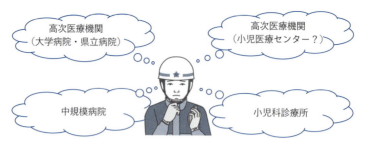

図3　小児けいれんは医療機関の選定が肝

◆小児けいれんの選定は診療科でなく病院を選ぶ作業

　大人であれば，一過性の意識消失は鑑別を進め当該科のある搬送先を検討しなければいけません．しかし小児けいれんは鑑別が不要であるため，当該科を意識した搬送先の選定は必要ありません．**小児けいれん発作の搬送先は小児科一択でOKなのです**．

　むしろ，選定が必要なのは『どの病院へ搬送するか』です．小児科のある病院と一口に言っても，地域基幹の小児センターや大学病院，または中規模総合病院から開業医の小児科診療所などさまざまです（図3）．このように救命士は小児けいれんの事例で，診療科でなく医療機関の選定が業務となるのです．

◆けいれんの重症度が搬送先のカギを握る

　この病院選定に必要なのが**けいれんの重症度評価**です．けいれん状況から3段階の評価をして搬送先を決定します．

　まず1つ目に**最も重症で緊急**となるのは，**現場到着時もけいれんが継続している場合**です．一刻も早くけいれんを止める治療が必要となり，複数の医師・看護師が同時に静脈確保にトライし抗けいれん薬を投与します．さらには呼吸循環管理を要する症例も少なくありません．そのため救命士は，これらの治療が可能な医療機関へ搬送する必要があります．

　具体例として地域基幹の小児センター，大学病院，市立・県立病院などの三次医療機関が挙がります．可能な限り直近で，しかも"一発"で搬送が決まる病院を選定してください．

　2つ目に**準緊急**となるのは，**けいれんは止まっているが何度か繰り返している場合**．けいれん"群発"とも呼ばれる事例です．群発のけいれん発作は高次医療機関と中規模病院のちょうど間に位置づく重症度となります．そのため，高次医療機関への依頼時は，『けいれんが止まっていれば，緊急でないので中規模病院へ搬送してください』と指示されることもあります．逆に中規模病院では『群発したけいれんは高次医療機関へ搬送してください』とコメントを返されることもあります．このように群発の場合は複数の医療機関への搬送依頼が必要になることもあります．

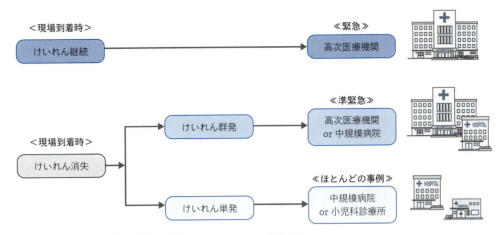

図4 けいれんの継続/消失・群発/単発で搬送先を決める

　最後の3つ目が，**現着時にけいれんは消失していて，回数も単発の場合**です．実際は上記の2事例はとても稀なので，ほとんどの事例が"消失・単発"のパターンとなります．この場合は，中規模病院や小児科診療所を選定します．

　このように現場到着時のけいれんが"継続/消失"，"群発/単発"で重症度評価をし搬送病院を選定していきます（図4）．

◆救命士が知っておくべき熱性けいれんの知識

　大多数を占める"消失・単発"の小児けいれんは，そのほとんどが『熱性けいれん』です．そのため，『小児けいれんの搬送』≒『熱性けいれんの搬送』といっても過言ではありません．そこで救命士も知っておくべき熱性けいれんの知識を復習しましょう．

　まず，熱性けいれんは予後もよく搬送後に多くは帰宅経過観察となる疾患です．そのため，中規模病院や小児科診療所でも対応可能です．好発年齢は6カ月～6歳で小学校入学前の未就学児と相場が決まっています．有病率も高く20～30人に1人かかるとされ，小学校の1クラスに1人は熱性けいれんだった児童がいる計算になります．

　この熱性けいれん，問題はときどき"熱がない"ことです．熱の上がり"ギワ"にけいれん発作を起こすため，搬送現場ではまだ微熱あるいは平熱かもしれません．それでも有病率が高いので，6カ月～6歳で"消失・単発"のけいれんなら，熱があれば熱性けいれん間違いなし，熱がなくても，たぶん熱性けいれんとして現場対応はOKです．

救命士が知っておくべき熱性けいれんの知識
- ☑ 良性で搬送後に多くは帰宅となる，頻度の高い病態
- ☑ 現場では発熱してないこともあるため，無熱の熱性けいれんも珍しくない
- ☑ 6カ月～6歳で，"消失・単発"けいれんなら熱性けいれんとして対応

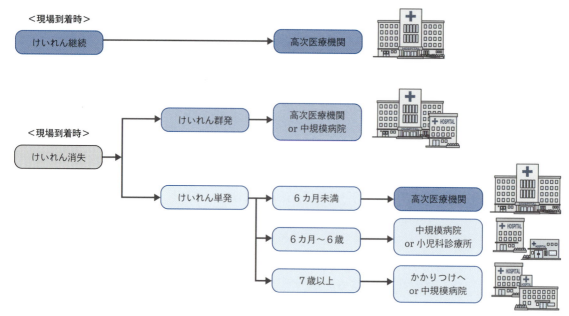

図5　けいれん評価に年齢を加味した搬送戦略

◆6カ月未満と小学生以上のけいれんは特別扱い

　最頻出の熱性けいれんは好発年齢が6カ月～6歳のため、小児けいれんでは**年齢**が非常に大切なファクターとなります．では6カ月未満，あるいは7歳以上のけいれんはどのように対応すればよいのでしょうか？

　まず**6カ月未満**のけいれんは，熱性けいれん以外の可能性があり重症疾患を想定します．そのため**初発で基礎疾患がなければ高次医療機関へ救急要請**します．

　一方，7歳以上の小学生～中学生でのけいれんは『てんかん』の診断がついていることが多く，その場合かかりつけの医療機関へ搬送します．かかりつけがない場合は，精査も必要なことが多いため診療所でなく近隣の中規模病院を選定しましょう．

　ここで，けいれん評価に"年齢"を加味した搬送戦略（図5）を確認しましょう．

第1局面　搬送依頼前　～どのような情報が必要か？～

　では搬送依頼前に，第1局面で必要な情報をおさらいしてみましょう．

　まずは，現場到着時にけいれんの継続/消失，群発/単発を確認します．継続は高次医療機関へ，群発時は高次に加え中規模医療機関も含め依頼をかけます．一方多くは単発・消失のパターンなので，まずは落ち着いて患児の年齢を確認しましょう．6カ月～6歳ならば熱性けいれんとして対応します．発熱は搬送に影響するというより必ず確認すべきバイタルサインの1つです．

　もし6カ月未満なら高次医療機関を，7歳以上でてんかん既往があればかかりつけ病院を選定します．

第1局面で確認すること
- ✓ けいれんの継続/消失・群発/単発について確認する
- ✓ 発熱はバイタルサインとして確認（搬送には影響しない）
- ✓ 年齢（6カ月〜6歳）の確認
- ✓ 7歳以上の場合はかかりつけの有無を確認

では，これらの項目をチェックしながら搬送事例の続きを見ていきましょう．

事例

2歳　男児　主訴：けいれん
要請10分前にけいれん発作があった．現場到着時，けいれんは止まっている．

救命士　「お子さんがどんな状態だったか詳しく教えてください」
母親　「朝から少しぐずっていて，昼食前に突然両手をガクガク震わせたかと思うと，顔色が悪く唇が紫色になったんです．大丈夫なんですか？」
救命士　「これから病院にきちんと搬送します．びっくりされたと思いますが，まずはお母さんが落ち着きましょうね．今回のような発作は初めてですか」
母親　「はい，初めてです．早く病院へ運んでください！」
救命士　「ガクガクとしたのは1回だけですか？」
母親　「はいそうです…」
…
バイタルサインを測定，熱は37.0℃で他に特に異常は認めなかった．

この救命士は，両親の心配をうまく汲み取りながらも，適切な情報収集をしていて素晴らしい対応です．さて，今回の事例は2歳の単発・消失パターンのけいれん．発熱はありませんが，年齢から熱性けいれん疑いとして搬送先を選ぶことにしました．では次のうちどの病院を選定しましょう？

Q どちらへ搬送？
- ☐ 初診の中規模病院（搬送時間：20分）
- ☐ 受診歴が10回以上ある小児科診療所（搬送時間：5分）

第11章　101

◆小児科診療所へけいれん患児を搬送してよいか？

　今回は，近隣の小児科診療所へ搬送することにしました．受診歴もあり5分で到着できることが理由です．ちなみに無床診療所でも"小児科医次第で"けいれん患児の搬送はOKです．例えば今回の事例で両親が救急車を呼ばず直接小児科診療所へ受診することもあります．過去の搬送時に「熱性けいれんなら救急車でなく，けいれんが止まってから小児科で受診していただければよいですよ」と説明を受けている両親もいるのです．

　ただし外来対応が可能といっても開業医の先生次第．なかには救急車を受けない方針の診療所もあり，その医療機関への搬送は難しいでしょう．そこで各地域でどの診療所は熱性けいれんの搬送が可能か事前に知っているとよいです．

　今回の事例で選定した診療所は，過去に何度か小児けいれんを搬送したこともあり搬送可能と判断しました．では今回の事例のキメゼリフを考えてみましょう．

第2局面　搬送依頼中　～搬送病院の決定と，電話依頼～

今回のキメゼリフ

受付事務	「こちら●●クリニック，事務●●です」
救命士	「◆消防です．2歳男児のけいれんの搬送依頼です．先生に繋いでください」
受付事務	「わかりました，ちょっと待ってください」
小児科医	「院長の●●です，どのような状況ですか？」
救命士	「<u>2歳男児，初発の全身性けいれんの搬送依頼です．けいれんは10分前に一度だけあり現在消失しております．熱は37℃で他のバイタルサインも安定しています．患児は過去に貴院へも何度か受診歴がありますが，受け入れいかがでしょう？</u>」
小児科医	「わかりました．お受けいたします」

　今回のように，最初に搬送決定権のない医療者が出た場合は，担当者に電話を繋いでほしいことを**すかさず伝えることが重要**です．ここで長々とプレゼンテーションするのは得策ではありません．担当者に繋がった後は，継続/消失・群発/単発の情報を10秒ルールで伝達します．

第3局面　搬送依頼後　～病院到着まで何ができるか？～

　今回は直近・受診歴のある小児科診療所に搬送が決まりました．では病院到着までに実施できることは何でしょうか？　まずは**予防接種歴の確認のため母子手帳を準備**します．特に小児の**細菌性髄膜炎**の起因菌である**肺炎球菌**と**インフルエンザ桿菌**のワクチン歴が重要です．

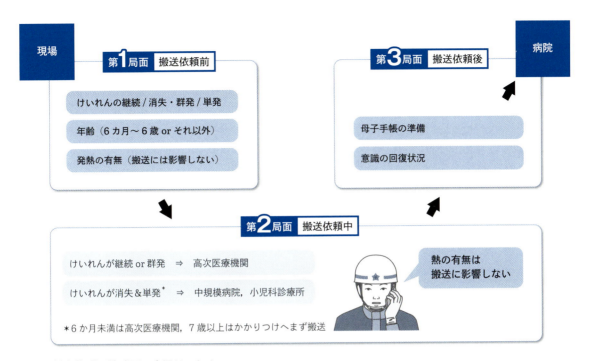

図6 救急搬送・戦略図＜小児けいれん＞

　熱性けいれんと細菌性髄膜炎の鑑別に，これらの予防接種歴は重要情報です．しかし混乱している母親は予防接種歴を答えられません．そこで母子手帳をチェックするのです．
　ただし，救命士が手帳をめくって予防接種の欄を見なくてもOK．これは搬送後の医師の仕事です．救命士は**母子手帳を搬送後にすぐに提示できるよう準備していれば合格**です．
　さらに大人同様，搬送のタイミング次第で発作後もうろう状態が続いている場合もあります．搬送中に意識が戻ってくるか確認できるとよいでしょう．乳幼児で意識評価が難しいときは両親と一緒に，普段の状況と比較して確認してもらいます．では最後に今回の救急搬送・戦略図を確認してみましょう（図6）．

まとめ

- ☑ 小児搬送はけいれん事例をマスターすれば，半分は対応できる
- ☑ 大人と違い，小児けいれんでは鑑別せず小児科依頼でOK
- ☑ けいれんが継続・群発時は高次医療機関を選定する
- ☑ けいれんが消失・単発時は6カ月〜6歳であれば熱性けいれんとして対応する

　今回は小児の"病気"についてみていきました．次章は"怪我"，小児搬送で2番目に多い頭部外傷の搬送についてみていきましょう．

第11章

小児編

第12章 軽症の小児頭部外傷は小児科？ 脳外科？ 救急科？

> **事例**
> 1歳　男児　主訴：頭部打撲
> 自宅内で転落して頭部を強打して救急要請

どのような医療情報が必要でしょうか？ 適切な医療機関はどこでしょうか？

◆小児外傷の習得は頭部外傷マスターが必須

　小児搬送でけいれんに続き多いのが**頭部外傷**です．バランスを崩した際に四肢で支えることができず，比率が大きく重い頭から落下するため手足や体幹でなく頭部外傷が多いのです．なお，小学生になると転倒時に手が出るため四肢外傷の方が多くなってきます．

　頻度の高い乳児頭部外傷ですが多くは軽症です．これは，けいれん同様に搬送理由が『重症度』でなく，両親の『心配度』で決まるためです．

　加えて子どもの頭部・顔面は血流が豊富なため頭部外傷＋**出血**という事例も少なくありません．こうなると両親の心配度はMAXです．実際には縫合不要な浅い創が多いのですが，頭をぶつけ流血しているわが子を見て119を押したくなる親の気持ちも頷けます．

◆小児外傷は重症度評価は簡単・病院選定が難しい

　小児外傷が重症多発外傷か軽症頭部外傷かの鑑別は難しくありません．"車外放出の交通事故""2階ベランダからの転落"などは明らかな高エネルギー外傷．一方で"ベッドからの転落"ならば軽症頭部外傷間違いなしです．このように重症か軽症かの鑑別は病歴から容易なため救命士は苦労しません．

　むしろ，救命士が困るのは**軽症頭部外傷をどの医療機関に搬送するかの病院選定**です．脳外科？ 小児科？ 救急科？ 一体どの医師へ向けた搬送がよいのでしょうか？

　この選定でポイントとなるのが**頭部CT検査**．正確な外傷評価にはCTが必要ですが，多くの頭部外傷は軽症のため全例頭部CTは過剰医療です．さらに小児はCTによる放射線被ばくの影響が成人より高く，CTによる脳腫瘍や白血病が増えるという報告もあります．そのため本当に軽症であればCTを実施せず経過観察することが理想です．

　そこで小児頭部外傷はCT検査の見極めができる医師のところへ搬送するのがベストです（**図1**）．では，どの診療科の医師がその判断をできるのでしょうか？ そこで各医師の小児外傷に対する診療スタイルを確認していきましょう．

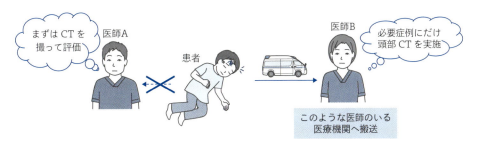

図1 小児頭部外傷はCTを選択的に実施する医師のもとへ搬送するべし

◆小児頭部外傷に手慣れた医師はどこにいる？

　脳外科医が診療する患者のほとんどは成人です．そのため小児診察のトレーニングをあまり受けていない脳外科医は多いです．「小児の診察には自信がないから，頭部外傷では全例頭部CTを撮って評価！」というのが彼らのホンネ．『全例CT』スタイルの脳外科医は搬送先として不適切です．

　では救急医はどうでしょうか？ 三次医療機関の救急医（≒集中治療医）も外傷評価はCT検査から入ることが多く，脳外科医にスタイルが近いです．一方で一次から三次まで幅広く対応する病院のER型救急医はCTの必要性を吟味して，できるだけCTを撮らないで対応する努力をしていることが多いです．救急医と一口に言ってもこのように傾向が異なりますので注意してください．近くにER型救急医のいる病院があれば理想的な搬送先でしょう．

　小児科医は小児"内科"医のスタイルをとる医師が多いです．つまり多くの小児科医のホンネは「病気はOK．でも怪我はちょっと苦手…」というもの．一方で，「小児の軽症外傷なら小児科医なので対応するよ！」というスタイルの小児科医も少なからずいます．

　もし搬送後に救急外来に小児科医が真っ先に登場すれば，軽症頭部外傷に手慣れた医師です．適切な病院へ搬送できたと判断してよいでしょう．

　このような各診療科の医師のスタイルから，搬送先として第1選択となるのは**ER型救急医か外傷を診ている小児科医のいる医療機関**となります（図2）．

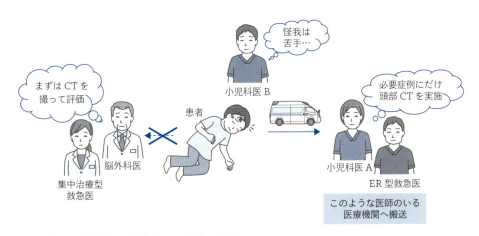

図2 小児頭部外傷を搬送するべき医療機関

第12章

◆ 手慣れた医師はベッドの高さが何cmか聞いてくる

　手慣れた医師がどの医療機関にいるかわかればよいのですが，現時点で不明な場合はどうすればよいでしょうか？

　米国の救急医たちがPECARN(ピカーン)というプロジェクトで4万人もの小児頭部外傷のデータベースからどの患児にCTが必要かを調べた臨床研究を行いました．おそらく後にも先にもこれ以上の大規模で正確な頭部外傷の情報は出ないと思われます．そして手慣れた臨床医はこのPECARNのチェックリストをもとにCTの適応を決めているのです．

> PECARNで確認する項目の一部（筆者により抜粋）
> ☑ 転落外傷の高さ（2歳以上は＞150 cm，2歳未満は＞90 cmでリスク大）
> ☑ 嘔吐の有無
> ☑ 精神状態の変化（興奮状態，傾眠傾向）
> ☑ 一過性の意識障害（2歳未満は5秒以上，2歳以上は時間は関係なし）
>
> 　　　　　　　　　　　　　　　　　　　　　　　　　　　　　　　　　　などなど…
>
> ★項目数は結構多く，救命士はすべて知らなくてもOK！

　これらの複数の質問項目のなかで，救命士に確認できるのが**転落外傷の高さ**です．搬送後の申し送りで，医師が「落ちたベッドの高さは何cmぐらいでしたか？」と真っ先に聞いてきたらPECARNのチェックリストを使っている証拠．小児外傷にある程度手慣れた医師と言ってよいでしょう．

第1局面　搬送依頼前　〜どのような情報が必要か？〜

　では，第1局面で集める情報をおさらいしましょう．重症か軽症の評価を病歴で行って軽症頭部外傷となれば，CT適応が判断できる医師のいる医療機関へ搬送します．PECARNの項目にある転落の高さ，嘔吐回数，意識状態なども確認できればよいのですが，これらの情報は搬送後に両親から確認することは可能なので後回しでOKです．

　このように小児頭部外傷の場合は，第1局面で集める情報は多くありません．むしろ重要なのは第2局面で搬送先を選定する際に，選択的にCTを実施する医師のいる医療機関をどれだけ事前に把握しているかになります．ではこれらの状況を踏まえて事例の続きを見ていきましょう．

> **事例**
> 1歳　男児　主訴：頭部打撲
> 自宅内で転落して頭部を強打して救急要請．自宅のロータイプのベビーベッドの柵が下がっているのに気がつかずに転落した．既往歴や基礎疾患は特になし．前額部に大きな血腫があり泣いている．嘔吐なし．意識障害なし．

　ベビーベッドの高さは**ロータイプが約50 cm，ハイタイプが約70 cm**と決まっていますので覚えておくとよいでしょう．今回はロータイプ（50 cm）で他の情報からも軽症頭部外傷と判断．近隣のER型救急医のいる病院を選定することにしました．

第2局面　搬送依頼中　～搬送病院の決定と，電話依頼～

　では，具体的にどのように搬送依頼をするかキメゼリフを考えてみましょう．

今回のキメゼリフ

　救命士　「1歳男児の50 cmからの転落外傷です．嘔吐なく，意識もクリアです．受け入れいかがでしょう」
　救急医　「わかりましたお受けします」

　今回のキメゼリフは，頭部外傷の受傷状況と嘔吐・意識状態を一呼吸で伝えることができれば合格点です．ただし小児頭部外傷の場合は，キメゼリフをいかに言い回すかより，**事前に適切な医療機関を選定しているか**のほうがずっと重要です．電話の内容より，どこへ電話するかが肝心です．

　なお，地域によっては搬送先となる医療機関が1つしかなく小児頭部外傷が集約されると病院負担が増加することを危惧するかもしれません．しかしこのような事例は軽症であるためそれほど人手も時間もかかりません．CTも撮らないことが多く救命士が思っているよりも負担は少ないです．そのため慣れない病院へ分散搬送しCTを撮られるより，慣れた特定の病院へ集約搬送し評価してもらうのがよいでしょう．

第3局面　搬送依頼後　～病院到着まで何ができるか？～

　今回は搬送病院が決定すれば，特に確認すべき必須項目はありません．母子手帳も準備できればよいですが，予防接種の項目がCTの実施に影響するわけではないので絶対ではありません．強いて挙げれば，両親の心配度が高いため不安を取り除くよう声掛けが重要です．では最後に救急搬送・戦略図（図3）を確認していきましょう．

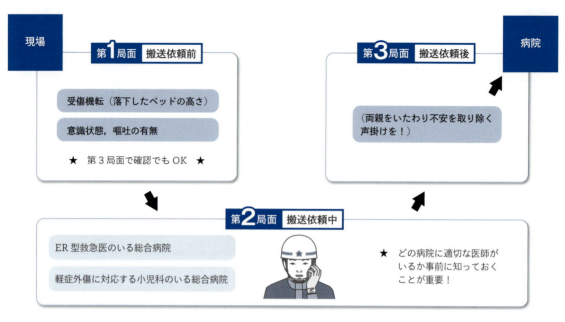

図3　救急搬送・戦略図＜小児頭部外傷＞

- ✓ 小児外傷で最も多い頭部外傷のマネジメントは救命士に必須
- ✓ 受傷機転から軽症と判断した場合，あらかじめ搬送先を把握しておくコト
- ✓ ER型救急医か，軽症外傷を見慣れた小児科医が初療にあたる病院が理想的
- ✓ たとえ軽症でも心配する両親をいたわり，声掛けで不安を取り除くプロの対応を

疼痛編

第13章 心筋梗塞を想定した
　　　　胸痛患者の搬送戦略 ················· 110

第14章 頭痛患者ではまず
　　　　〇〇を徹底的にマークすべし ············ 120

疼痛編

第13章 心筋梗塞を想定した胸痛患者の搬送戦略

本章の事例は胸痛の男性です．現場救命士になりきって対応してみましょう．

> **事例**
> 45歳　男性　主訴：胸痛
> 13時ごろから胸痛が出現し改善乏しく14時ごろに救急要請をした．

どのような医療情報が必要でしょうか？適切な医療機関はどこでしょうか？

◆ 胸痛の搬送≒心筋梗塞疑いの搬送

主訴が胸痛の場合は致死的な緊急性のある疾患を想定して対応していきます．具体的には**心筋梗塞，大動脈解離，肺塞栓**です．

このうち肺塞栓は診断が難しいので救命士は疑えなくてもOKです．といっても全くノーマークなのもいけません．そこで肺塞栓の既往と確認し，「前の肺塞栓と同様の胸痛です…」といった病歴が確認できたときに，『肺塞栓の再発疑い』と病院へ報告できれば十分合格です．逆に既往がない新規の肺塞栓は救命士では評価しない（できない）ものと認識しておきましょう．

残ったのが心筋梗塞と大動脈解離です．大動脈解離は症状が多岐にわたるため診断がより難しくなります．さらに発症率も心筋梗塞の1/10と少なく見つけにくいのです．そこで本章では，まずは胸痛の対応として最重要の心筋梗塞のマネジメントをマスターして，その後に大動脈解離を学ぶ順番で解説していきます．

> **胸痛疾患の救命士の学習手順**
> ☑ 胸痛をみたら最悪のシナリオを想定し3つの致死的胸痛疾患（心筋梗塞，大動脈解離，肺塞栓）を想定する
> ☑ 肺塞栓は既往歴＋前回同様の症状のときのみ対応する疾患と認識する
> ☑ 胸痛の対応≒心筋梗塞．最も多く重要な疾病として学習を開始する
> ☑ 大動脈解離は心筋梗塞の学習後に勉強する

◆ 心筋梗塞らしい所見とは？

では救急現場でどのような所見があれば心筋梗塞らしいのでしょうか？病歴聴取のポイントは3つ，①胸痛の性質，②胸痛の場所，③胸痛以外の関連症状，になります．

表1　心筋梗塞を疑う病歴

	心筋梗塞を疑う所見	心筋梗塞は否定的な所見
①胸痛の性質	□ 労作で増強する痛み	□ 呼吸変動で増強 □ 体位変動で増強
②胸痛の場所	□ 掌，拳で疼痛部を示す	□ 指で疼痛部を差す
③関連症状	□ 肩への放散痛 □ 嘔気・嘔吐 □ 冷汗	ニトログリセリンが効くかは鑑別に使えない

　1つ目の胸痛の性質で，**労作で増強する胸痛**は心筋梗塞を疑います．労作とは軽く息が上がる運動，駅の階段を登り切ったぐらいを想像してください．深呼吸だけで増強したり，姿勢変換で増強するような胸痛は心筋梗塞らしくありません．

　2つ目の胸痛の場所，**疼痛部を拳や手のひらで示す場合**は心筋梗塞を疑いますが，指差しするような狭い範囲の場合は否定的な印象です．

　最後に，3つ目の胸痛以外の関連症状も忘れず確認しましょう．**肩への放散痛**や，**嘔気・嘔吐**，**冷汗**は心筋梗塞を疑うヒントです．なお，胸痛時のニトログリセリンの効果の有無は心筋梗塞の判断には役立ちませんので注意してください（表1）．

◆典型例と非典型例の対応

　典型的な狭心痛で心筋梗塞を疑う所見が多数あれば，所見だけでも心筋梗塞の可能性が高くなります．しかし心筋梗塞はそのような典型例が少なく，むしろ非典型的な場合の方が多いです．心筋梗塞の43％は全く胸痛がないという報告もあり，『心筋梗塞は非典型的なのが典型的』とまで言われます．

　そのため，救命士は典型例の心筋梗塞の患者を『**典型的な狭心痛**』と言える一方で，典型的な症状がそろわない場合も『**非典型的な狭心痛**』として心筋梗塞の可能性は否定できないと認識することが重要です．

　典型的か非典型的かの判断は，どれか1つの症状で判断するのでなく，病歴をもれなく聞きながら総合判断することになります．判断能力を培うためには時間と経験を要しますが，救命士も典型例の判断ができることを目標にしてください．

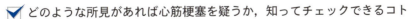

心筋梗塞の病歴聴取と解釈のポイント
- ☑ どのような所見があれば心筋梗塞を疑うか，知ってチェックできるコト
- ☑ 所見から，典型的な狭心痛と非典型的な狭心痛のどちらか判断できるコト
- ☑ 非典型的でも心筋梗塞の可能性を残しておくコト

第13章

では胸痛症状が典型例かを確認しながら本事例の続きをみていきましょう．

> **事例**
> （続き1） 45歳 男性 主訴：胸痛
> 13時ごろから胸痛が出現し改善乏しく14時ごろに救急要請をした．
> 胸痛の増悪因子は特に認められなかった．疼痛部位は掌で指示する．放散痛と冷汗は認めなかったが，嘔気はあった．

　救命士は今回の事例は心筋梗塞としては非典型的な狭心痛と判断しました．そこで病歴以外に心筋梗塞を判断できる情報として心電図検査を実施することにしました．さて，この救急車内心電図はどれほど心筋梗塞のマネジメントに役立つのでしょうか？

◆ 救急隊は心電図が読めなくてもOK！？

　第4章で"不整脈"心電図は心室細動，心室粗動，完全房室ブロックなどBLSレベルの心電図判断ができれば救命士としては合格点と解説しました．では"虚血"心電図はどこまで判断できればよいのでしょう．

　極論ですが，著者は救命士が虚血心電図を判断できなくてもよいと考えています．その理由は，救命士の心電図判断は病院到着後の患者マネジメントに影響しないからです．つまり救命士が「STが上がっています」と入電しても，「ST変化はなさそうです」と入電しても，現場の医師の対応は変わらないのです（図1）．

　救命士が心電図を読むことが心筋梗塞へ治療効果をもたらすためには，救命士の心電図判断で救急外来がアクションする必要があります．具体的には，病院が救命士のST上昇という電話情報だけで心臓カテーテル検査の人手を夜中でも集め準備するのです．そうすれば救命士の心電図情報がカテーテル検査開始までの時間を短くすることができます．

　しかし残念ながら救命士の心電図診断能力にそこまでの信頼度はありません．「救命士の心電図判断はあてにしていない…」というのが救急病院のホンネです．

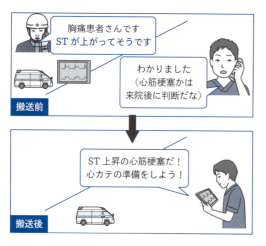 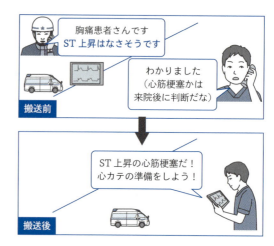

図1　救命士の心電図判断は心カテまでの時間を短縮しない

◆なぜ救命士の心電図判断はあてにされないのか？

　そもそも虚血心電図診断は難しいです．Jayroeらは循環器医の虚血心電図の診断率を調査しました[1]．84枚の虚血心電図を循環器医師に見せてテストしたところ虚血がある心電図の正答率は32〜86％，虚血がない心電図の正答率は55〜83％でした．数字に幅があるのは，個人差があるためです．つまり最も優秀な循環器医でも心電図の診断率は80％強であり，なかには半分も正解できない医師もいるのです．これは循環器医が心電図を読めないのではなく，それだけ心電図の虚血判断が難しいということを示しています．

　救命士が同様のテストを受ければ，残念ながらもっと低い数字になるでしょう．さらに救急車によっては1誘導しか心電図がとれないことも多いです．12誘導で判断できないものを，単極誘導を駆使した数誘導の心電図で判断をすることは不可能なのです．

　救命士が心電図を勉強する必要がないと言っているわけではありません．救命士が心電図判断をしてはダメというのも違います．事実は，救命士の心電図評価は厳しい条件下での不完全な情報であること．カテーテル検査の開始のゴーサインを出すには力不足なのです．

◆救命士の心電図が現場を動かす方法は？

　そこで救命士の心電図が現場を動かせる方法があるとすれば，それは心電図『診断』でなく心電図『送信』です．車内心電図（12誘導心電図）を病院に送信し，それを医師が判読し適時対応してもらうのです．このように救急車から心電図を送信できれば，心臓カテーテル検査開始の時間が短縮できます（図2）．

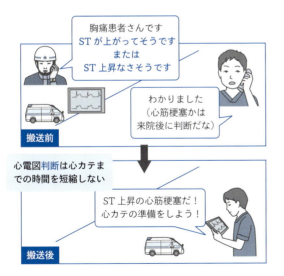
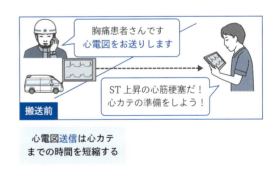

図2　救急車内心電図を送信できれば，心カテまでの時間が短縮できる

このように心電図情報は集めて送ることまでが救命士の仕事，その判断は病院医師へアウトソーシングするのが理想です．ただし地域によってはこの車内心電図送信の仕組みづくりは試行錯誤中．導入できていない施設も多く，今後の発展に期待したいところです．

◆既往歴は超重要！

心筋梗塞となった人の約2割は1カ月以内に再入院し，そのうち約4割は心筋梗塞の再発であるという報告もあります．医療レベルの進歩でこの数字は下がりつつあるものの，心筋梗塞は非常にリピーターの多い疾病であることに変わりはありません．

さらにこうした心筋梗塞の治療歴は搬送にも影響します．治療歴のある心筋梗塞疑いの患者さんの搬送先には，カテーテル治療した病院を選定します．**そのため胸痛患者の搬送時には，過去に心筋梗塞で治療したという既往歴は絶対に確認しないといけません．『胸痛は治療歴のある病院へ』**が原則なのです．

この原則には2つの理由があります．1つ目は治療歴のある病院では，過去の検査と比較がしやすいためです．検査に異常所見があった場合，以前からあった異常か新規に出現した異常かを判断しないといけません．治療歴のある病院では，この比較作業がスムーズに行えます．

そして2つ目に主治医が治療のタイミングを決めやすいコトです．以前の治療経過を知っている病院であれば，どのタイミングでどの病変部位へ治療するか決定も早いです．心筋梗塞は時間との勝負，検査比較や治療方針決定を速やかに行うためには，『胸痛は治療歴のある病院へ』搬送する必要があるのです．

◆バイタルサインは低血圧に注意！

例外的に『胸痛は治療歴のある病院へ』を無視して，直近救急病院へ搬送しないといけない場合があります．それが**胸痛＋血圧低下**の事例です．

胸痛患者さんの血圧低下は心原性ショックを疑います．具体的には重症の心筋梗塞で心拍出が低下した場合が考えられます．他にも心臓破裂で心タンポナーデを起こしている場合，さらには急性大動脈解離や肺塞栓でも重症な症例が可能性として考えられます．

そこで血圧低下の場合には可能な範囲で直近の救急病院へ搬送し急いで対応する必要があります．もしも治療歴のある病院が現場から30分以上もかかる遠方であれば，5分で行ける直近救急病院への搬送もやむを得ません．情報量よりも搬送スピードが優先されるのです（図3）．

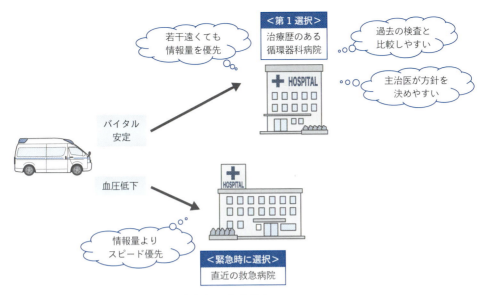

図3 心筋梗塞の既往歴がある胸痛患者の病院選定

第1局面　搬送依頼前　〜どのような情報が必要か？〜

ここで一度，搬送依頼前に必要な医療情報をまとめて確認してみましょう．胸痛事例は心筋梗塞，大動脈解離，肺塞栓の3つを想定しつつ，まず心筋梗塞についてどこまで評価できるかがポイントとなります．

そして所見から心筋梗塞を疑う典型的な狭心痛か確認していきます．さらに心臓カテーテル治療歴があれば，その病院を第1選択として搬送依頼を検討します．一方でバイタルサインを確認し血圧低下があれば，直近救急病院への搬送も検討します．

胸痛患者で第1局面で集めるべき病歴
- ☑ 胸痛が心筋梗塞として典型的かどうか確認する
- ☑ 心臓カテーテル治療の既往歴があれば搬送病院として第1選択とする
- ☑ バイタルサイン，特に血圧低下には要注意

これらの情報をもとに今回の事例の続きをみていきましょう．

> **事例**
>
> (続き2) 45歳 男性 主訴：胸痛
>
> 13時ごろから胸痛が出現し改善乏しく14時ごろに救急要請をした．
> 胸痛の増悪因子は特に認められなかった．疼痛部位は掌で指示する．放散痛と冷汗は認めなかったが，嘔気はあった．
>
> 半年前に心筋梗塞で心臓カテーテル治療をB病院で受けている．
> ＜現場到着時バイタルサイン＞
> 血圧：80/50 mmHg　脈拍：100回/分　呼吸数：20回/分　SpO₂：96％　体温：36.5℃
> 心電図ではST変化はないと判断した．

今回は血圧低下があり，45分かかる心カテ治療歴のあるB病院より，5分で行ける初診のA病院（救急病院）を選定しました．では搬送依頼のキメゼリフを考えていきましょう．

第2局面　搬送依頼中　～搬送病院の決定と，電話依頼～

今回のキメゼリフ

救命士	「●●救急です．<u>1時間前からの胸痛で収縮期血圧が80の患者さんの搬送依頼です</u>．B病院で心カテ治療を半年前に受けていますが，ここから搬送に45分以上かかります．直近貴院ならば5分であり搬送をお願いできませんでしょうか？」
A病院	「B病院への搬送依頼はしたのですか？」
救命士	「かけていません．貴院に最初に依頼しております．血圧低下があり，まず直近貴院で緊急対応必要と判断しています」
A病院	「わかりましたお受けします」

キメゼリフのポイントは**最初の10秒で患者病態＜胸痛でショック＞を伝えること**．次に初診の病院への搬送理由を伝えることです．なお，心カテ治療を受けた病院名を必ず伝えてください．通院中の病院名がわかれば，慣れた救急医は患者到着前に，通院中の病院から心電図をFAXしてもらいます．そして，到着時の心電図と，準備していた過去の心電図を見比べて変化があればすぐにカテーテルが始められるのです．

第3局面 搬送依頼後 ～病院到着まで何ができるか？～

◆搬送中の酸素投与は行うべきか？

心筋梗塞疑いには，ルーチンで酸素投与すべきだと習っている救命士も多いと思います．しかしHofmannらは心筋梗塞疑いの患者さんでSpO_2：90％以上ではルーチンで酸素投与をしても1年後の予後は変わらなかったと報告しています[2]．

胸痛患者のなかには肺塞栓や気胸の患者も紛れているのでSpO_2：90％を切るような場合には酸素投与は必要でしょう．しかし特に低酸素所見がないのに，心筋梗塞疑いだからという理由だけでは酸素投与をする必要はありません．

◆今回の事例を振り返ると…

今回の事例を振り返ってみましょう．胸痛症状は典型的な症状ではありませんでしたが，血圧低下を認め緊急性のある病態が予測されました．既往で心臓カテーテル治療の病院を聞き出しましたが，搬送まで時間を要するため今回は直近の救急病院を選定しました．病院到着までは酸素投与はせず，バイタルサインに注意しながら搬送となりました．

では最後に救急搬送・戦略図（図4）を確認してください．

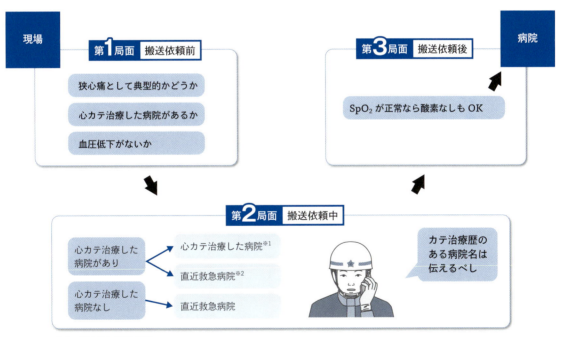

図4 救急搬送・戦略図＜胸痛患者（心筋梗塞疑い）＞

- 胸痛は心筋梗塞，大動脈解離，肺塞栓の3つを考えるが，特に心筋梗塞が重要
- 胸痛が心筋梗塞として典型的かどうか確認する
- 心臓カテーテル治療の既往歴があれば搬送病院として第1選択とする
- バイタルサインの異常，特に血圧低下があれば，直近の病院も搬送先として考慮する
- 低酸素所見がなければ心筋梗塞疑いへの酸素のルーチン投与は不要

急性大動脈解離に救命士ができるコト

　胸痛で見逃してはいけない疾患の1つが**急性大動脈解離**です．しかし胸痛以外にもさまざまな症状を起こすため，ベテラン救急医でもCT前に診断することはとても難しいです．発症率も心筋梗塞の1/10と少なく，「忘れたころにやってくる」予測が難しい疾患なのです．この急性大動脈解離，救命士はどうすれば想定して搬送できるのでしょうか？

◆急性大動脈解離らしい病歴とは？

　まずはどのような患者さんが急性大動脈解離らしいのか，疾病のおさらいをしてみましょう．年齢は60〜70歳に多く，40歳未満はまず起こりません．痛みが主訴である場合が95％，急性発症が85％です．『裂ける』，『移動した』という痛みの性状が聞き出せれば強く急性大動脈解離を疑います．
　一方で，痛みがこのような性状を認めない場合や，そもそも胸痛がない場合も大いにあります．したがって典型例ではなくても除外できないと留意すべきです．

◆既往歴は超重要！

　大動脈解離の**保存治療を受けた患者さん**が過去と同じような，あるいは大動脈解離として典型的な症状で救急要請があった場合は**治療歴のある病院**へ搬送してください．大動脈解離の再燃の可能性があるからです．このときの診断は過去のCTと比較するしかなく，その対応は治療歴のある病院でしか実施できません．

◆バイタルサインはあてにならない

　教科書的には急性大動脈解離は血圧が高く左右差があると記載されています．しかしこの血圧の左右差は24％にしか認めません．そもそも受診時の血圧も高血圧が49％，低血圧の場合が25％とバラバラ…．**大動脈解離の診断に血圧はあまり役立たない**のです．救命士は血圧の左右差を一生懸命に測定するよりも，早く搬送依頼をした方が得策です．

◆救命士は大動脈解離をどこまで想定して搬送できればよいか？

　典型的な急性大動脈解離を疑うことは救命士レベルでも可能ですし，病院選定の際にも疾患名を出して搬送することを目標としましょう．一方で無痛性の急性大動脈解離は約5％あり，そのうち34％が失神で11％が麻痺症状という報告があります．

　典型例は胸痛で搬送されるが，一部は失神や麻痺という病態に紛れ込んでくるのが急性大動脈解離です．そのため，ベテラン医師でも診断率は62％にとどまるという報告もあります．

　やはり非典型例の大動脈解離を救命士が現場情報だけで推測することはきわめて困難です．胸痛・失神・麻痺ではまず一般的な対応ができればOK，非典型例の急性大動脈解離は病院で救急医に見つけてもらうものと考えてください．

まとめ

- ☑ 突然の『裂ける』『移動する』胸痛・背部痛という典型的な所見があれば，大動脈解離を予測すべし
- ☑ 既往歴は超重要！解離の治療歴のある病院があればそこへ搬送すべし
- ☑ 血圧単独は大動脈解離の診断に使えない．何度も測るより速やかな搬送依頼が吉
- ☑ 胸痛や失神・脳卒中のごく一部に紛れる大動脈解離は想定できなくてもOK

参考文献

1) Jayroe JB, et al：Differentiating ST elevation myocardial infarction and nonischemic causes of ST elevation by analyzing the presenting electrocardiogram. Am J Cardiol, 103：301-306, 2009
2) Hofmann R, et al：Oxygen Therapy in Suspected Acute Myocardial Infarction. N Engl J Med, 377：1240-1249, 2017

疼痛編

第14章 頭痛患者ではまず○○を徹底的にマークすべし

最後は頭痛を訴える女性の搬送事例です．現場救命士になりきって対応してみましょう．

> **事例**
> 38歳　女性　主訴：頭痛
> 来院3時間前から頭痛が出現し症状が強いため救急要請．

搬送においてどのような医療情報が必要で，適切な医療機関はどこでしょうか？

◆頭痛患者でどんな鑑別を想定すればよいか？

　救命士は診断ができなくても，鑑別疾患は考えて病院選定をする必要があります．では今回の38歳の頭痛を訴える女性の事例で考えるべき鑑別疾患は何でしょう．それは最重症であるクモ膜下出血と最多例である片頭痛となります．この2つのうち致死的で緊急のあるクモ膜下出血をまず徹底的にマークします．本章タイトルの○○に当たるのはズバリ「**クモ膜下出血**」となります．

　さらに搬送先はクモ膜下出血が鑑別に挙がるため脳外科のある救急病院の1択です．搬送先は決まっているので，今回の情報取集は病院選定のためではありません．第1局面〜第3局面にかけクモ膜下出血と片頭痛を区別するための情報収集をするのです．

 頭痛はクモ膜下出血の可能性があり，搬送先は脳外科のある救急病院の1択！
 搬送までの情報収集はクモ膜下出血と片頭痛の鑑別にこだわっていく

---

tea time

頭痛で眼科に搬送する"稀な"事例を見逃さない！

　脳外科1択の頭痛も緑内障発作だけは例外です．緑内障発作は視力障害や眼痛が主訴ですが，稀に頭痛だけを訴える患者さんもいます．つまり頭痛患者さんの多くが脳外科疾患ですが，稀に緑内障で眼科搬送が必要となるのです．ではその鑑別を救命士ができる方法はないのでしょうか？

　それは頭痛患者さんの瞳孔を見ることです．頭痛で救急車を呼ぶほどの緑内障発作であればまず瞳孔所見は必発で患側は散大して対光反射も弱く左右差があります．その際は眼科のある救急病院へ搬送します．

　なお，中枢性疾患で瞳孔不同が出るのは意識障害となる重症の場合です．頭痛を訴えることができ，意識が保たれるクモ膜下出血ではまだ瞳孔不同は出ません．

✓ 頭痛＋瞳孔の左右差なし　⇒　脳外科のある救急病院へ
✓ 頭痛＋瞳孔の左右差あり　⇒　眼科のある救急病院へ
　★ただし迷ったら，脳外科も眼科もある救急病院の選定はOK

第1局面　搬送依頼前　～どのような情報が必要か？～

クモ膜下出血（SAH）と片頭痛の鑑別で利用可能なのが**オタワSAHルール**です．これはカナダの医師が病歴と身体所見だけでクモ膜下出血を除外するために考えたチェックリストで，全6項目を確認し，**すべてなければクモ膜下出血は否定的**となります（**図1**）．ただし1つでもあれば除外はできません．注意してもらいたいのはあてはまる項目がたくさんあったからといってクモ膜下出血を疑うわけではないことです．**除外のためのルールで，診断するためのルールではないのです**．なお，搬送先が直近の脳外科で決まりですので，項目の確認は第3局面までに実施できればOKです．

加えて，第1局面では既往に片頭痛の有無を聞いてもよいでしょう．頭痛をフォローしている病院にクモ膜下出血の対応可能な脳外科があれば搬送病院の第一候補となります．では事例の続きを見ていきましょう．

事例

38歳　女性　主訴：頭痛
来院3時間前から頭痛が出現し症状が強いため救急要請．
既往に片頭痛があり近医の内科で頭痛薬（ロキソニン®）を処方されている．

救命士：「症状について詳しく教えてください」
患者　：「3時間ほど前，デスクワーク中に『突然』頭痛が出現しました．そこで2時間前に頭痛薬（ロキソニン®）を飲んだんです．いつもであれば，しばらくすると症状がよくなるのが今回は頭痛が続き，仕事ができず横になって休んでいました．その後に吐き気がして吐いたので，職場同僚が心配して救急車を呼んでくれたのです」

＜バイタルサイン＞
血圧：165/90 mmHg　脈拍：90回/分　呼吸：18回，意識は清明
瞳孔：3/3（＋/＋）後頸部痛はなし，前屈の頸部痛も認めない．

- ☑ 40歳以上
- ☑ 意識消失発作の目撃あり
- ☑ 運動中の発症
- ☑ 雷に打たれたような突然発症の頭痛
- ☑ 後頸部痛
- ☑ 前屈して顎を胸につけると首が痛い

★　吐き気・嘔吐は関係ない

（6つすべてなければクモ膜下出血は否定的）

図1　オタワSAHルール

◆ 頭痛の際は『突然』にコダワル

　クモ膜下出血の診断のキーワードとは，頭痛の発症様式が『突然』なのかどうかです．ただし患者さんにとっての『突然』が，医療者にとっての『突然』発症とは限りません．今回の事例の『突然』はオタワSAHルールで『雷に打たれたような』と同じなのでしょうか？

　そこで聴取のしかたにはコツがあります．まず「『突然』痛くなりましたか？」とは聞かないこと．時間を具体的に示し，頭痛が起こったときに何をしていたか聞いてみるようにしましょう．

救命士：「頭痛が10分以上かけて徐々に起こったのか，1分以内に急に起こったかどちらでしょう…．また，頭痛が起きたときに何をしていたか詳しく教えてください」
患者　：「パソコンで会計処理をしていました」
救命士：「なるほど…」
患者　：「それで会計処理が終わり，コーヒーを飲もうとマグカップを持った瞬間に頭痛がしました．いつもの頭痛はもっと時間をかけて強くなるのですが，今回は突然でいつもと違うなという印象があります」

　今回の『突然』は『雷に打たれたような突然発症』と判断しました．

第2局面　搬送依頼中　〜搬送病院の決定と，電話依頼〜

　オタワSAHルールで1項目該当したため，クモ膜下出血の除外はできません．当初の予定どおり脳外科のある救急病院へ搬送依頼します．キメゼリフを考えてみましょう．

今回のキメゼリフ

救命士　　「●●消防です．突然発症の頭痛患者さんです．脳外科のある貴院への搬送の受け入れいかがでしょう？」
救急病院　「わかりました．お受けします．バイタルサインをお願いします…」

　キメゼリフでは，『雷に打たれたような突然発症』は回りくどく『突然』でOKです．
　今回は，直近の救急病院への搬送が決まりました．最後に到着までの観察項目や注意事項を確認していきましょう．

第3局面　搬送依頼後　〜病院到着まで何ができるか？〜

クモ膜下出血は破裂した脳動脈瘤からクモ膜下へ出血することで発症します．頭痛はあっても意識が清明な場合は破裂した動脈瘤からの出血が一度止まっている状態です．しかし刺激を受けて動脈瘤が再破裂してしまうと意識低下し予後も悪くなります．したがって，救命士がクモ膜下出血を疑って搬送する場合は再破裂を危惧し可能な範囲で刺激を与えないようにします．

とは言っても，実際には刺激を加えず搬送することは難しいです．必要最低限なバイタルサインの確認もわずかな刺激になってしまうからです．そこで著者が救急外来や搬送でクモ膜下出血を疑った際に工夫している所見の取り方をまとめましたのでご確認ください．

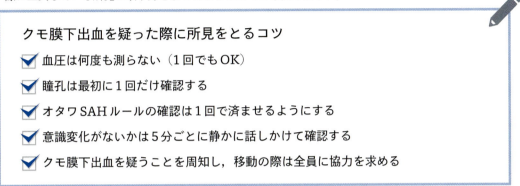

ポイントは所見を1回で済ませる，ただし意識レベルは頻回にチェックすることです．最後に，救急搬送・戦略図（図2）を確認してください．

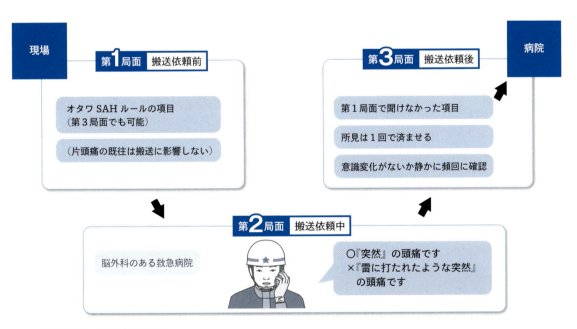

図2　救急搬送・戦略図＜頭痛＞

第14章　123

クモ膜下出血の搬送　～応用編～

◆さまざまな表現をするクモ膜下出血

　一部のクモ膜下出血は対応に苦慮することが多いため，筆者の行っている救命士との検討会でも事例として挙がることが多いです．そこでここではp.120の事例に続き応用編として頭痛以外の主訴のクモ膜下出血の事例を見ていきましょう．

事例1＜再掲載＞　⇒　最終診断：クモ膜下出血
38歳　女性　主訴：頭痛
来院3時間前から頭痛が出現し症状が強いため救急要請

事例2　⇒　最終診断：クモ膜下出血
38歳　女性　病態：意識障害
突然の意識障害が出現し救急要請．救急隊到着時はJCS200

事例3　⇒　最終診断：クモ膜下出血
70歳　女性　病態：失神
突然の意識消失あり，すぐに改善．救急隊到着時はレベルクリア

　クモ膜下出血はさまざまな主訴や病態で搬送依頼となることが対応を難しくしています．それぞれのクモ膜下出血の事例で何が起こっているか詳しく解説していきます．

◆クモ膜下出血患者の搬送理由は3つある

　クモ膜下出血患者の搬送理由は3つあり，**頭痛，意識障害，失神**です．たいていは頭痛と意識障害が搬送理由の9割以上を占め，失神は数％にすぎません．まずはコモンケースである頭痛と意識障害について解説していきます．

　クモ膜下出血は動脈瘤が破裂を起こすことで，クモ膜下に出血し突然発症の頭痛をきたします．この出血量が多いとJCS3桁の意識障害をきたします．**出血が少量で止血されれば症状は頭痛のみ＜軽症＞，大量出血はJCS3桁の意識障害＜重症＞**と理解してください．

　その中間＜中等症＞のクモ膜下出血の患者さんのなかには，**JCSが1桁程度の意識障害でよくよく聞くと頭痛の訴えが聞き出せる患者さんもいます．**

重症度でクモ膜下出血の搬送理由が変わる
- ☑ 軽症　：頭痛のみ
- ☑ 中等症：JCS1桁レベルの意識障害＋頭痛
- ☑ 重症　：JCS3桁の意識障害

◆ 意識障害の患者でクモ膜下出血をいつ疑うか？

　病態が頭痛の場合にクモ膜下出血を疑う方法としてオタワSAHルールを紹介しました．一方で病態が意識障害の場合にクモ膜下出血の疑う方法はないのでしょうか？ その唯一のポイントが『**頭痛症状の有無**』です．JCS1桁程度の意識障害であれば頭痛の有無が本人から聞き出せます．JCS3桁では本人からは無理でも，家族や目撃者の情報から意識障害を起こす前に頭痛のエピソードがないか確認しましょう．もし**意識障害＋頭痛のエピソードがあればクモ膜下出血として対応します**．

　意識障害ではクモ膜下出血以外の脳卒中も鑑別に挙がります．例えば広範囲の脳出血・脳梗塞，また脳幹出血・脳幹梗塞などです（**第6章**参照）．クモ膜下出血とこれらの脳出血・脳梗塞との鑑別のポイントが頭痛の有無となります．実は急性発症の脳梗塞や脳出血で頭痛をきたすことはまずありません．したがって『意識障害＋頭痛』であれば，鑑別はクモ膜下出血の1択と考えてよいです．

> **意識障害に頭痛を加えた鑑別**
> - ☑ 意識障害＋頭痛あり　⇒　クモ膜下出血
> - ☑ 意識障害＋頭痛なし　⇒　中枢性意識障害＋代謝性意識障害
> 　★脳出血，脳梗塞で頭痛が出ることは稀

　頭痛のエピソードがしっかりある意識障害であれば，脳外科単科の救急病院への搬送もOKです．さらに第3局面で余計な刺激を加えず所見を1回で済ませるなど対応が変わってきます．意識障害の場合は第1局面で頭痛の有無を確認し，もしあればクモ膜下出血も想定した搬送を意識しましょう．

◆ 失神の患者でクモ膜下出血をいつ疑うか？

　問題はクモ膜下出血の主訴が『失神』の場合です．第3章で失神は循環器科のある病院を選定すると解説しました．しかし非常に稀ですが失神の患者さんの一部にクモ膜下出血が紛れているのです．ただし，その割合は数百例に1例あるかないか…．なぜクモ膜下出血で失神するか理由は解明されていませんが，動脈瘤破裂後の強力な頭痛が迷走神経反射を起こす説が有力です．

　さて救命士はどうやって，失神患者のなかから"稀な"クモ膜下出血を見つければよいのでしょうか？ その方法も，『**頭痛**』の有無の確認なのです．クモ膜下出血の患者さんが失神症状をきたす前に頭痛が先行していないかシッカリ聞いていきましょう．そしてもし頭痛を伴っている場合は，循環器科と脳外科の両方がある救急病院を選定していきます．

> - ☑ 失神＋頭痛なし　⇒　一般的な失神対応でOK
> - ☑ 失神＋頭痛あり　⇒　一般的な失神対応　＋　クモ膜下出血の可能性も考慮

◆ 例外中の例外

　救命士との事例検討会で挙がるのが，主訴が"失神のみで頭痛のない"クモ膜下出血の患者さんです．正直申し上げますと，これはベテランの救急医でも診断が難しい事例です．それを現場レベルの救命士で全例ピックアップするのは困難でしょう．またこのような稀な症例の対応に慎重になりすぎると，本来の「失神で心原性疾患をマネジメントすること」がおろそかになりがちです．
　そのためまずは失神だけなら一般的な失神対応をする，失神に頭痛を伴えばクモ膜下出血の可能性も考慮する，といった対応で救命士としては十分合格点です．

まとめ

- ☑ 頭痛の救急要請はクモ膜下出血を疑い，搬送先は脳外科のある救急病院1択
- ☑ オタワSAHルールを使い，クモ膜下出血の是非を評価する
- ☑ 意識障害＋頭痛・失神＋頭痛では従来の対応に加えクモ膜下出血も念頭におく
- ☑ クモ膜下出血を疑った際は，血圧・瞳孔の確認などは1回で済ませ，病院到着までの刺激を最低限にする

付　録

"救急搬送・戦略図" 一覧

搬送依頼の流れを3つの局面に分け，各局面で必要な情報や行動を事例ごとにまとめた"戦略図"の一覧です．お手元に置いてご活用ください（使い方の詳細は第1章を参照）．

第1章 中年の心肺停止

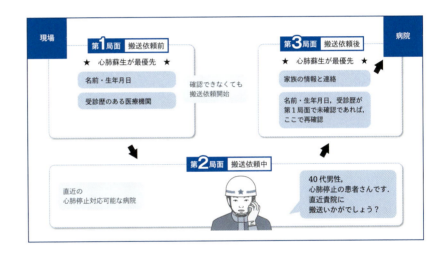

第2章 高齢者の心肺停止

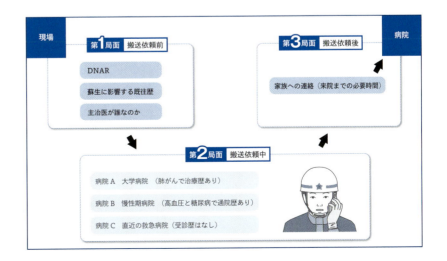

第4章
失神

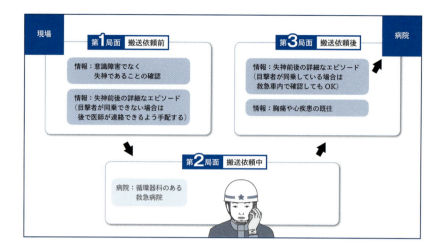

第5章
けいれん発作疑い

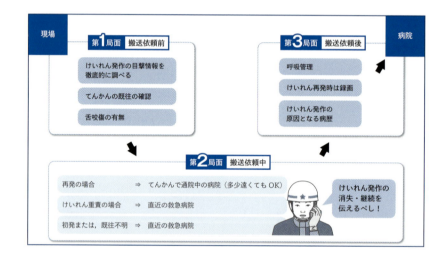

第6章
意識障害

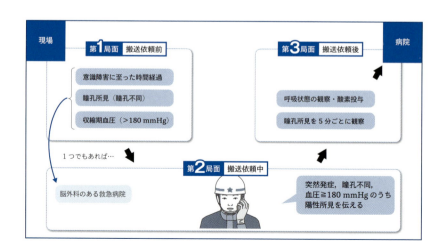

第7章
低血糖発作

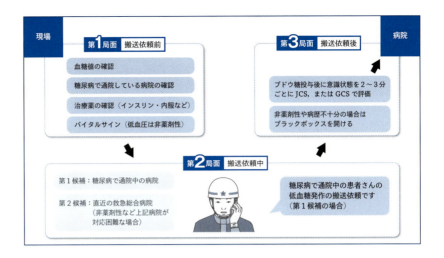

第8章
高齢者の意識障害

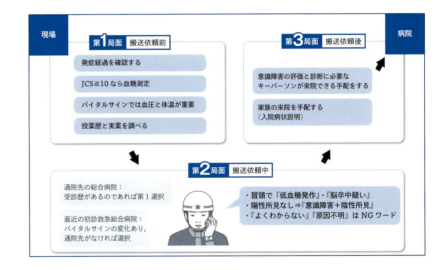

第9章
めまい

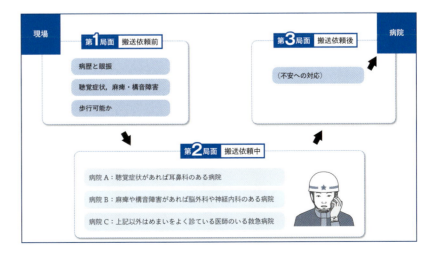

第10章
外傷

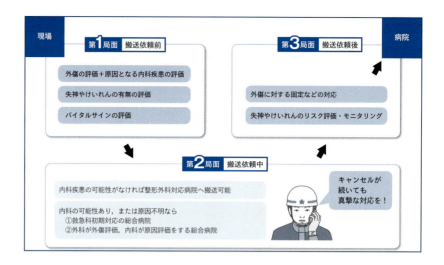

第11章
小児けいれん

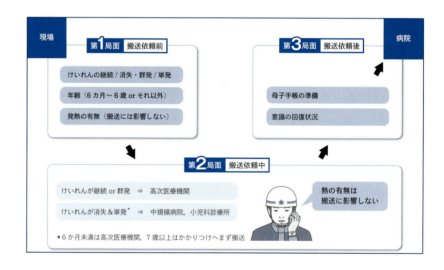

第12章
小児頭部外傷

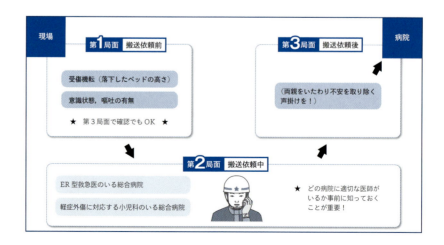

第13章
胸痛患者（心筋梗塞疑い）

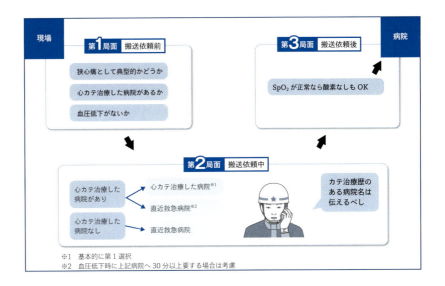

第14章
頭痛

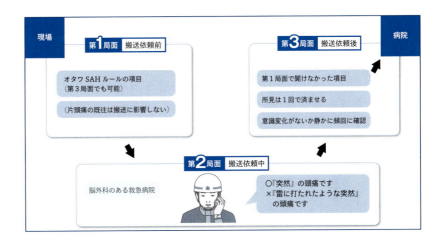

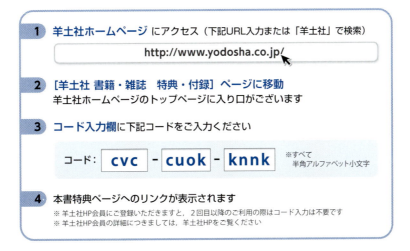

◆ おわりに ◆

「心肺停止の患者さんを救いたい！」
「交通事故でショックの患者さんを助けたい！」

　消防学校の学生や1年目の救命士は，イケイケ・ドンドンの救急搬送を目指していると皆が口をそろえて言います．誰もが最初に目指す"カッコいい"救命士像は，瀕死の患者をドラマチックに救う搬送現場のヒーローなのです．
　しかし年間600万件以上の搬送でドラマのような三次救急は数％．いざ救急車に乗れば9割以上が一次〜二次救急で高齢者搬送が事例の半数を占めます．カテコラミンが沸き出る体育会系の外傷搬送は25％にとどまり，65％は知的戦略が必要な文科系の内科事例です．
　かつて夢見たイケイケ・ドンドンの搬送事例は1カ月の勤務で数える程度…．多くは内科搬送や施設高齢者の救急要請というのがリアルワールドなのです．体育会系のカッコいい救命士像という夢から目を覚まし，社会が求める文科系で高齢者に親切な救命士像を目指しなおす時期が来ているのかもしれません．
　医師の間では総合内科医，ER型救急医といった横断的診療医が臓器専門医と協力しながら活躍し始めました．しかしその数はまだ少なく，多くの病院は臓器専門医が救急車対応をしているのが現状です．救命士が一次〜二次救急で総合医と臓器専門医のどちらに搬送依頼するか苦渋の選択を迫られる時代がしばらく続きそうです．
　搬送依頼回数を減らし現場滞在時間を短縮するより，依頼回数が増え多少滞在時間が延長しても適切な病院へ搬送することが患者さんにとって良い事例が増えています．現場活動時間でなく，1年後の患者さんに良い医療ができるか意識して搬送するのが，リアルワールドで活躍できる本物の救命士だと筆者は考えます．

　さて，本書では紹介しきれなかったガチンコ外傷をもっと勉強したい，いやいやよく遭遇する内科疾患を突き詰めたい，それより精神科含め困ったチャンの事例対応が知りたい…そんな現場のニーズに答えるべく，「救急隊員のための救急搬送戦略」"Part2"が発刊予定です．ご期待ください．

　　　　　　　　　　　　　　　　　　　　　　　　　　　　　　増井伸高

次巻予告

救急隊員のための救急搬送戦略2
外傷・整形外科編／必発の内科主訴編／困難事例編

2019年3月ごろ発行予定

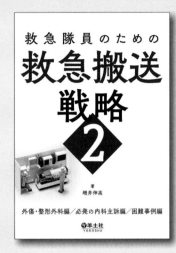

外傷・整形外科編

- 第1章　外傷もイケイケ・ドンドンは困らない
- 第2章　高齢者のナニドコ転落外傷
- 第3章　軽症妊婦外傷は怪我と胎児、どちらを先に診てもらう？
- 第4章　骨折の整形外科の業界ルール・いくつ知っていますか？
- 第5章　どの病院も受けたくない成人の腰痛搬送
- 第6章　高齢者の腰痛搬送は成人とどこが違うのか？

必発の内科主訴編

- 第7章　脳卒中の麻痺と、脳卒中以外の麻痺の見分け方
- 第8章　救命士が酸素投与のエキスパートになる方法
- 第9章　腹痛の搬送の診断に迷ったら…シンプルルールを利用した搬送戦略

困難事例編

- 第10章　精神患者は家族の来院が必要ってホント？
- 第11章　この薬が手帳にあれば要注意　〜急性薬物中毒〜
- 第12章　アル中が最もプロフェッショナリズムが求められる事例

※発行時期や内容は変更になる可能性があります

索 引

欧 文

DNAR ……………………………………… 15
PECARN …………………………………… 106
SAH ………………………………………… 121

和 文

あ・か行

アニソコ …………………………………… 54
アマリール® ……………………………… 68
意識障害 …………………………… 24, 25, 72
インスリン ………………………………… 68
オタワSAHルール ……………………… 121
回転性めまい ……………………………… 80
かかりつけ …………………………… 17, 18
肩への放散痛 ……………………………… 111
眼振 ………………………………………… 80
完全房室ブロック …………………… 33, 34
鑑別診断 …………………………………… 59
既往歴 ……………………………………… 15
キメゼリフ ………………………………… 12
救急搬送・戦略図 ………………………… 13
急性大動脈解離 …………………………… 118
急性薬物中毒 ……………………………… 53
起立性低血圧 ………………………… 35, 36
薬の手帳 …………………………………… 73
クモ膜下出血 ……………………………… 120
グリコーゲン ……………………………… 64
軽症頭部外傷 ……………………………… 104
けいれん ……………………………… 45, 96
けいれん群発 ……………………………… 98
けいれん重責発作 ………………………… 47
血管迷走神経反射 …………………… 35, 36
血糖値 ………………………………… 60, 61
抗けいれん薬 ……………………………… 98
高度徐脈 …………………………………… 33
高齢者の感染症 …………………………… 73
股関節痛 …………………………………… 88

さ行

再破裂 ……………………………………… 123
四肢外傷 …………………………………… 88
施設職員 …………………………………… 79
失神 ………………………………… 24, 25, 26, 32
実薬 ………………………………………… 73
車内心電図 ………………………………… 113
主治医 ……………………………………… 15
循環器科 …………………………………… 27
消化管出血 ………………………………… 36
小児外傷 …………………………………… 104
小児頭部外傷 ……………………………… 104
小児搬送 …………………………………… 96
徐脈 ………………………………………… 26
心筋梗塞 …………………………………… 110
心室細動 ……………………………… 26, 33, 34
心室粗動 …………………………………… 34
心肺蘇生を行わない指示 ………………… 15

心肺停止	10, 15
舌咬傷	44
総合内科医	76

た行

第1局面	10
第2局面	11
第3局面	11
代謝性意識障害	52
大動脈解離	118
中枢性意識障害	52
聴覚症状	82
低血糖	53
低血糖発作	60, 61
てんかん	44, 45
てんかん波	43
頭位変換試験	84
瞳孔所見	54
瞳孔不同	55
同乗搬送	38
洞調律	26
頭部CT検査	104
頭部外傷	104
突然発症の頭痛	122

な・は行

乳幼児頭部外傷	96
熱性けいれん	99
脳幹梗塞	53
脳幹出血	53
脳外科	27
脳梗塞	25, 52
脳出血	25, 52
脳卒中	25, 26
脳波	43
肺塞栓	110
発熱高齢者	76
搬送依頼	51
搬送依頼"後"	11
搬送依頼"中"	11
搬送依頼"前"	10
非回転性めまい	80
ファスティック®	68
不整脈	34
ブドウ糖投与	70
ブラックボックス	28
フレンツェル眼鏡	84
ベッドの高さ	106
片頭痛	120
歩行テスト	85
母子手帳	102, 103
発作後もうろう状態	43

ま・や行

末梢性	82
右大腿骨頸部骨折	88
右大腿骨転子部骨折	88
申し送り	31
薬剤性低血糖	66
薬物中毒	53
予防接種歴	102

◆著者プロフィール

増井伸高（ますい　のぶたか）

札幌東徳洲会病院　救急科 部長，国際医療支援室 室長，徳洲会研修委員会 副委員長

《略歴》

- 2004 年　札幌東徳洲会病院
- 2007 年　福井大学医学部附属病院 救急部
- 2008 年　福井県立病院 救命救急科
- 2009 年　沖縄県立南部医療センター・こどもセンター 救命救急科
- 2010 年　川崎医科大学附属病院 救急部
- 2011 年　福井大学医学部附属病院 救急部
- 2011 年　OHSU Emergency Medicine　Visiting Scientist（2011 年 10 月～ 2012 年 1 月）
- 2012 年　福井大学医学部附属病院 救急部 助教
- 2012 年　現職（9 月～）

救急搬送台数年間約 10,000 台の Crazy ER でも，研修医と笑顔で働くスマイル救急医．
笑いと感動ある ER で，患者を幸せにできる若手医師を大量量産中．
「みんなが Happy な世界を作るには，北海道の ER をよりよくすることから始まる」，が持論．
夢は北の大地の ER から Happy を届けめざすは世界平和 !!

救急隊員のための救急搬送戦略 1
心肺停止編 / 意識編 / 小児編 / 疼痛編

2019 年 2 月 1 日　第 1 刷発行

著　者	増井伸高
発行人	一戸裕子
発行所	株式会社 羊 土 社
	〒 101-0052
	東京都千代田区神田小川町 2-5-1
	TEL　03（5282）1211
	FAX　03（5282）1212
	E-mail　eigyo@yodosha.co.jp
	URL　www.yodosha.co.jp/
表紙立体イラスト	Kamihasami
印刷所	株式会社平河工業社

© YODOSHA CO., LTD. 2019
Printed in Japan

ISBN978-4-7581-1841-5

本書に掲載する著作物の複製権，上映権，譲渡権，公衆送信権（送信可能化権を含む）は（株）羊土社が保有します．
本書を無断で複製する行為（コピー，スキャン，デジタルデータ化など）は，著作権法上での限られた例外（「私的使用のための複製」など）を除き禁じられています．研究活動，診療を含み業務上使用する目的で上記の行為を行うことは大学，病院，企業などにおける内部的な利用であっても，私的使用には該当せず，違法です．また私的使用のためであっても，代行業者等の第三者に依頼して上記の行為を行うことは違法となります．

JCOPY ＜（社）出版者著作権管理機構　委託出版物＞
本書の無断複写は著作権法上での例外を除き禁じられています．複写される場合は，そのつど事前に，（社）出版者著作権管理機構（TEL 03-5244-5088，FAX 03-5244-5089，e-mail：info@jcopy.or.jp）の許諾を得てください．